LA ROUE À LIVRES

Collection dirigée

par

Michel Casevitz

Professeur émérite de grec
à l'Université de Paris Ouest

Aude Cohen-Skalli

Chargée de recherche au CNRS
(Aix Marseille Université, TDMAM)

GALIEN

L'ÂME ET SES PASSIONS

GALIEN

L'ÂME ET SES PASSIONS

LES PASSIONS ET LES ERREURS DE L'ÂME

LES FACULTÉS DE L'ÂME SUIVENT LES TEMPÉRAMENTS DU CORPS

Introduction, traduction et notes

par

VINCENT BARRAS

TERPSICHORE BIRCHLER

ANNE-FRANCE MORAND

Préface

de

JEAN STAROBINSKI

Quatrième tirage

PARIS

LES BELLES LETTRES

2024

95, boulevard Raspail, 75006 Paris.
www.lesbelleslettres.com

Premier tirage 1995

ISBN : 978-2-251-33926-9
ISSN : 1150-4129

À George Steiner

Préface

Perfection et inachèvement du système

Galien récapitule, commente, surpasse. Son ambition fut très grande : compléter le savoir, régler leur compte aux écoles et aux sectes, en reprenant de tous côtés les idées qu'il intégrera à son système. Il fait le tri. Il déroute. Péremptoire dans sa critique des autres, il ne s'interdit pas de se contredire lui-même. Dans les ouvrages qui nous sont restés, l'apologétique personnelle occupe une grande place : il pratique, le disant ou non, une perpétuelle autocritique, doublée d'une autocélébration. Galien, sans s'écarter des principes que d'autres avaient posés avant lui, croyait à un progrès cumulatif. Selon Ludwig Edelstein et Owsei Temkin, il aurait souhaité, en combattant les doctrines particulières, atteindre les vérités d'une *scientia aeterna*[1]. Dans son immense convoi doxographi-

1. O. Temkin, *Galenism*, Ithaca (NY), 1972 ; L. Edelstein, *The Idea of Progress in Classical Antiquity*, Baltimore, 1967 ; *Ancient Medicine*, Baltimore, 1967. Comme l'a justement souligné Edelstein, il n'y a pas lieu de parler de

que, Galien véhiculait la tradition hippocratique, revue et corrigée (notamment en ce qui regarde l'anatomie) et il faisait de Platon et d'Aristote des compagnons de route.

Galien est donc un tard venu, presque le dernier avant un âge d'épigones et de compilateurs. Mais il est présent sur deux seuils : celui qui marque la fin de la science antique, et celui qui précède immédiatement les débuts de la science moderne. Dans l'intervalle, réinterprétée à son tour, amalgamée avec l'héritage de la science naturelle aristotélicienne et celui de l'astronomie ptoléméenne (qui date du même deuxième siècle de l'ère chrétienne), la médecine de Galien a été dominante : son règne a duré un millénaire et demi. Même si l'on récuse sa philosophie de l'âme, même si on le corrige par Aristote et surtout par les livres sacrés, Galien est tenu pour l'autorité la plus sûre en médecine. Les études de médecine commencent par ses écrits propédeutiques ; elles s'achèvent par ses grands traités. Les Renaissants, qui se lassent de l'interposition de la science arabe, ne veulent d'abord qu'établir de meilleurs textes de Galien, commentés de plus près. Bon exemple : Rabelais, à Montpellier, fait des leçons publiques sur les *Aphorismes* d'Hippocrate et sur l'*Ars medica* de

décadence à propos de Galien. Les acquisitions considérables de l'école d'Alexandrie ne sont pas perdues pour lui. Il est éclectique, il fait la synthèse, certes, mais il ajoute beaucoup de son cru. Il n'est pas responsable de ce que ses disciples médiévaux, trouvant son système si complet, se soient reposés sur lui.

Galien. Vésale se réclame de l'anatomie antique, donc de Galien, qu'il souhaite restaurer[1].

Le galénisme de l'École devient ainsi le point de départ de la critique de Galien. Vésale réfutera sur le cadavre humain ce que Galien ne connaissait que par son expérience de chirurgien des gladiateurs et par des dissections de l'animal. Il en va de même pour Harvey. Moyennant une correction anatomique (l'absence de communication interventriculaire), une expérience sur le vivant (le tourniquet interrompant la circulation veineuse, la réflexion sur le rôle des valvules veineuses), une évaluation quantitative (la masse de sang émise à chaque systole), Harvey va rendre à jamais caduque la physiologie galénique. Galien, rappelons-le, disposait de techniques à peu près analogues. Elles lui avaient permis d'établir que le sang remplissait les artères comme les veines ; il avait provoqué l'interruption du flux de l'urine par ligature des uretères ; il avait constaté que la section ou la lésion des nerfs récurrents altérait la voix jusqu'à l'abolir. Il a donc fourni les armes dont les premiers des modernes se sont servis contre lui. Vésale et Harvey ont recouru aux procédés de Galien, pour les transcrire autrement, selon d'autres exigences, selon d'autres codes de lecture, et surtout de manière moins profuse et redondante. De nombreux historiens ont souvent eu le sentiment qu'il s'en est fallu de peu

1. En 1752, G. E. Lessing traduit en allemand l'*Ejamen de los ingenios*, de Juan Huarte, un livre tout imprégné d'esprit galénique. L'original avait paru en 1581 et sa première édition avait suscité l'intervention de l'Inquisition.

pour que Galien ne franchisse lui-même le pas. Mais s'il n'est pas allé plus loin, dans l'examen du système artério-veineux, c'est parce qu'il n'a pu se départir d'une vision généralisée des diverses nutritions du corps pour isoler le seul système circulatoire [1].

Jusque vers le milieu du dix-neuvième siècle, on tient en haute estime un Hippocrate idéalisé, qui incarne l'observation clinique, et l'on renvoie Galien aux vieilles lunes pour son dogmatisme spéculatif. L'anatomie de Galien était cependant plus complète et plus exacte que celle du recueil hippocratique, et son appel à une méthode *géométrique* et *démonstrative* a l'accent entraînant des déclarations de principe des grands philosophes du dix-septième siècle.

Géométrie, logique, démonstration, analyse : ces termes si chers à Galien sont en effet les mots de ralliement autour desquels les cartésiens et surtout Fontenelle ont souhaité rassembler le camp des « modernes ». Ils se sont gardés de revendiquer Galien comme un précurseur, malgré la similitude du vocabulaire. Pourquoi ? C'est l'emploi que Galien a cru pouvoir faire de sa propre logique qui l'a discrédité. Le galénisme a été la victime d'une systématicité exces-

1. Sir William Osler s'est demandé pourquoi Galien n'a pas eu l'idée de la circulation du sang, qui était à sa portée. L'une des réponses est que Galien avait une vision « écologique » qui ne séparait pas digestion, respiration, irrigation sanguine. La circulation ne pouvait pas être pour lui un système séparé. Voir les remarques d'O. Temkin, *op.cit.*, p. 154-156.

sive et proliférante, qui ne trouvait sa caution que dans sa propre perfection.

Ce qui fut désastreux pour Galien, au siècle des lumières, ce sont les perfectionnements quantitatifs et les généralisations qu'il a voulu apporter à l'ancienne théorie humorale, dont il a pour ainsi dire rempli les vides. Celle-ci avait été formulée de façon schématique et nette dans le traité hippocratique *De la nature de l'homme* : la nature humaine y était définie par la mixture ou crase variable de quatre humeurs : sang, bile, phlegme, bile noire ou mélancolie. Cette théorie, Galien, puis ses disciples arabes ou latins l'ont consolidée et compliquée, en y apportant des graduations, des combinaisons, tout un jeu de proportions, de symétries, de correspondances. En appariant de façon réglée et variable les qualités cardinales supposées (sec, humide, froid, chaud), les éléments premiers hypothétiques (eau, air, terre, feu), et surtout en les arithmétisant, le galénisme se donnait le *vocabulaire* qui semblait pouvoir répondre de façon différenciée à toute la variété des phénomènes observables : il se sentait en mesure de les répertorier, de les classer, de les évaluer. L'indication du traitement et l'effet des drogues entraient eux-mêmes dans ces calculs. On a pu longtemps se satisfaire de ce système, pour sa cohérence et son indéniable beauté [1]. Il

1. Pour Galien lui-même, voir l'importante étude de J. Pigeaud. « L'esthétique de Galien », *Mètis*, VI, 1-2, p. 7-42. L'auteur insiste sur l'importance de la notion de symétrie, et sur la référence au *Canon* de Polyclète. La norme sculpturale, qui prend en compte le rapport entre volumes corporels (le palpable évalué par le regard), s'ajoute donc au système à dominante tactile des qualités premières. Voir

est l'une de ces théories qui, se donnant des principes immuables, se soustraient à l'épreuve de la contradiction et sont ainsi vouées à ne recueillir partout que leur propre écho. On allait s'en apercevoir bien tard : le galénisme avait donné trop de fausse précision à un discours incapable d'instrumenter sa mise à l'épreuve dans les objets eux-mêmes ; partant il ne disposait pas de la notion d'*échec technique* qui aurait pu fonctionner comme un moyen de correction ou de réfutation. Rappelons l'exemple illustre : il avait suffi du sec, du froid, de la terre, et d'une certaine idée du résidu de la combustion, pour attribuer l'existence à une humeur parfaitement imaginaire : la bile noire, la mélancolie. Et il avait suffi de mettre ce « suc » en correspondance hypothétique avec des sentiments mille fois attestés — la tristesse et la crainte — pour constituer une entité morbide d'une extraordinaire longévité. La part de l'imaginaire y était considérable, puisque personne n'avait vraiment vu la bile noire, sinon en croyant lire sa présence sur les téguments assombris des personnes affectées. Les disputes indécidables entre médecins, presque tous galénistes, allaient fournir au scepticisme quelques-uns de ses meilleurs arguments : d'où le désir, chez les modernes, de reconstruire une science de la nature et de l'homme à partir des premiers principes [1]. Il y eut,

également T. Birchler et V. Barras, « La perfection de l'homme selon Galien », *Équinoxe*, 11, 1994, p. 27-38.

1. Pensons aux déclarations anti-médicales de Montaigne ou aux bouffonneries de Molière. Elles visent le *statu quo* et le bavardage de la « médecine d'école ». Mais la manière dont Montaigne et Molière comprennent la

dans ce recours aux principes, beaucoup de retours à l'antique. Sous couvert de nouveauté, l'on revint à l'atomisme d'Épicure, ou à ce mécanisme rudimentaire qu'avait été le méthodisme.

Les encouragements de Bacon (et ses invectives contre Galien) donnaient l'envie d'y regarder de plus près, de multiplier les expériences, d'appliquer de nouveaux instruments. Car le système d'éléments si complexe et si équilibré hérité de Galien, sa combinatoire quasi abstraite, partaient de matériaux (chaud, froid, sec, humide) dont l'existence supposée n'était que la formalisation conceptuelle des impressions approximatives du sens tactile : on s'est aperçu qu'ils barraient le passage à toute autre approche de la matière et de la nature. Ils ont constitué l'obstacle qu'ont dû faire sauter, difficilement, au tournant du dix-neuvième siècle, la nouvelle physique et la nouvelle chimie. Le galénisme disparut quand s'imposa, pour un grand nombre de maladies, l'idée d'une localisation organique « solidiste », indépendante de toute « dyscrasie », et quand l'humorisme moderne (la chimie physiologique, science en devenir) évinça l'humorisme antique.

Mais qu'on prenne bien la mesure des résistances et des survivances ! Les griefs des encyclopédistes sont parfaitement formulés par le médecin montpelliérain Arnulphe d'Aumont[1],

nature humaine et le tempérament personnel doit beaucoup à la tradition galéniste.

1. *Encyclopédie ou Dictionnaire raisonné des sciences, des arts et des métiers*, Lausanne et Berne, Société typographique, t. XV, 1779, article « Galénisme », p. 650-654.

qui, dans un langage qui doit beaucoup au galénisme, lui reproche d'esquiver la recherche des causes prochaines, en leur substituant de pures conjectures :

> ... Sans la connoissance des causes propres et immédiates, on ne peut percevoir la liaison mechanique des effets avec des causes plus générales et plus éloignées. Les rapports qu'il y a entre de telles causes et leurs effets, ne sont donc ni connus, ni concevables, et ne seroient pas même instructifs ; ceux que l'on pourroit supposer seroient incertains, obscurs, erronés, et ne pourroient servir qu'à en imposer, à introduire des erreurs, et à retarder les progrès de la science. [...] Quoique ce système soit très riche en fait de connoissances tirées d'observations et de l'expérience, il est encore plus abondant en faux raisonnemens sur la physique de l'art. Du reste, la doctrine des qualités se réduisoit à un jargon fort simple et fort commode. Une cause produisoit une maladie, parce qu'elle étoit chaude ou froide, seche ou humide ; les remedes qui y convenoient guérissoient, parce qu'ils avoient un degré de chaud ou de froid, de sec ou d'humide, opposé à cette cause [...].

Après avoir critiqué le galénisme et sa thérapeutique par les contraires, après avoir cité Quesnay comme témoin à charge, que choisit-on à la place de la vieille doctrine ? Cette même doctrine encore une fois, avec quelques simplifications. D'Aumont déclare qu'il préfère s'en tenir au chaud et au froid, qu'il considère comme « les causes les plus générales des phénomènes physiques », au même titre que « la pesanteur, le mouvement, etc. » ! Il réprouve Galien, notamment, pour avoir « répandu l'obscurité » dans la théorie des crises et des jours critiques, mieux enseignée par les textes hippocratiques ! On le voit, les spéculations qui remplacent le système de Galien, du seizième au dix-huitième siècle, ne sont pas moins dogmatiques que ne l'avait été ce système. La magie paracelsiste, la chimiatrie de Van Helmont, le vitalisme de Stahl et des Montpelliérains, l'homéopathie de Hahnemann, ne sont pas mieux cautionnés que le système galénique : ils sont autres, sans plus. Avec les animaux-machines de Descartes, on ne quitte pas les constructions hypothético-déductives, ou les inductions téméraires, à cette différence près toutefois (qui sera lourde de conséquences) que l'on voit disparaître le principe des causes finales, auquel Galien était si attaché. De fait, tout en donnant *de jure* le premier rôle à la causalité efficiente ou à l'observation clinique, la médecine préscientifique a survécu près de deux siècles à la révolution de la physique expérimentale.

Le modèle de l'horloge

La méthode, la géométrie, la démonstration. Ces mots de Galien sont ceux que nous retrouvons chez Descartes. Quelle similitude terminologique ! Elle n'en permet que mieux de mettre en évidence des différences décisives. Quand Galien, dans les *Erreurs de l'âme*, 5, décrit l'horloge hydraulique, il en propose le fonctionnement comme un exemple de raisonnement analytico-synthétique. Cette technique nous est proposée comme le paradigme d'un discours bien conduit, et qui aboutit à des résultats certains. C'est le prototype des procédés rationnels et analytiques qu'il convient d'appliquer dans tous les domaines. Mais l'idée ne vient pas à Galien de rabattre le modèle de l'horloge sur le fonctionnement du corps humain lui-même. Il convient, selon lui, de recourir au même type de raisonnement ; puisque le calcul est efficace dans un domaine, il le sera dans un autre. Et il sait de surcroît — chose très importante — que l'échec d'une application technique signale une erreur de raisonnement théorique. Mais parce qu'il met en œuvre quatre éléments et quatre qualités qui saturent toute sa physique, il ne peut recourir de surcroît à des forces mécaniques. Il n'établit donc aucune analogie fonctionnelle entre l'horloge et le corps tout entier. Assurément, dans le *De usu partium* (XVI, I, II) et le *De motu musculorum* (I), Galien ne se prive pas de recourir aux images de l'irrigation et de la distribution des eaux, mais il ne transporte pas l'horloge dans le corps humain. Or c'est justement à cette analogie fonctionnelle que Descartes pensera : « Nous voyons des horloges, des fontaines artificielles, des moulins, et autres semblables machines, qui n'estant faites que par des hommes, ne laissent pas d'avoir la force de se mouvoir d'elles-mesmes en plusieurs diverses façons ; et il me semble que je ne sçaurois imaginer tant de sortes de mouvemens en celle-cy, que je suppose estre faite des mains de Dieu, ny luy attribuer tant d'artifice, que vous n'ayez sujet de penser, qu'il y en peut avoir encore davantage[1]. » Avec cette machine fabriquée par Dieu, Descartes paraît revenir à l'idée soutenue par Galien d'une « nature » ou d'un « créateur » qui ne font rien en vain. Mais cette origine divine n'est que l'un des échafaudages provisoires grâce auxquels Descartes bâtit sa physiologie : les savants ne tarderont pas à s'en dispenser.

Remarquons-le, aucune des machines évoquées par Descartes n'était ignorée des anciens. Nous ne pouvons pas même faire état d'un très notable progrès technologique. C'est la radicalité du propos qui frappe chez Descartes. Celui-ci opère une *réduction générale* du corps à la machine, qui est certes chimérique à l'échelle où il la perçoit, mais qui est originale puisqu'elle ouvre la perspective d'une mise en équation des forces, et, à l'avenir, de leur éventuelle mesure.

Soir et matin

Pourquoi est-il important d'avoir des cadrans solaires, des clepsydres, des horloges ? Pour quel emploi faut-il diviser exactement les parties du jour ? La marque du style galénique, c'est qu'il inclut, dans un même écrit, les considérations scientifiques (sur la nature des choses) et celles qui concernent l'application de ce savoir dans la vie quotidienne. La question abordée dans *l'Âme et ses passions* peut être ainsi formulée : l'homme étant constitué comme il l'est, quelles sont les conditions et les limites de l'interven-

1. Descartes, *Le Monde*, dans *Œuvres*, t. XI, éd. Adam et Tannery, Paris, 1909, p. 120.

tion de ceux qui connaissent cette constitution (les médecins) et de ceux qui s'en laissent instruire (les disciples, les lecteurs de bonne volonté) ?

Le traité de Galien sur les passions et les erreurs de l'âme s'adresse à un interlocuteur qui lui a demandé son avis sur un livre. Galien ne lui répond pas seulement par une théorie de l'âme et de ses facultés. Il va droit aux abus que celle-ci peut en faire. La part irrationnelle de l'âme est livrée aux passions (colère, désir, peur, tristesse), tandis que l'âme rationnelle (qui est aussi en chacun de nous) est exposée aux erreurs : par défaut de jugement et de méthode. La tâche aussitôt définie est celle qui consiste à enseigner, à discipliner, à corriger. À réprimer surtout l'animalité sauvage de la colère, de la convoitise, etc. Une première méthode consiste à recevoir une réprimande extérieure. La ressource proposée par Galien est de s'en remettre à la parole franche de l'homme de bien qui s'interdit de flatter : la longue tradition rhétorique du dire vrai *(parrhésie)* reste vivace. Peut-être pourra-t-il s'agir d'un familier de la maison. Galien toutefois, soucieux de ne pas rabaisser le médecin au rang de client serviable, ne le précise pas. Il se garde en tout cas d'attribuer le rôle de « surveillant » à l'un de ces philosophes-parasites, disputeurs acharnés, parfois frottés de médecine (de ce méthodisme qui s'acquiert en six mois), que l'on voit à l'œuvre dans les dialogues de Lucien. Il se borne à remarquer que l'excès du pouvoir ou de la richesse constituent des conditions défavorables pour recevoir des avis désintéressés : la flatterie prévaudra. Car il n'est pas facile d'écouter les remontrances d'un pédagogue intransigeant, de se laisser réfréner par ses conseils[1]. Il faut apprendre à maîtriser le temps : à différer au lendemain les décisions passionnelles et l'exécution des actes violents, tels que la punition des esclaves. On prendra des résolutions au matin, on s'observera au long du jour. Les horloges doivent y servir. Il faut se remémorer les mises en garde amicales « chaque jour, si possible plusieurs fois, ou à défaut en tout cas à l'aube, avant de commencer ses activités, et le soir, avant de se coucher ». La récapitulation des actes accomplis, l'admonestation répétée ne vont pas sans la segmentation de l'horaire. Et Galien de se donner lui-même en exemple : « Sois sûr que moi aussi, j'ai pris l'habitude, deux fois par jour, de lire d'abord, puis de prononcer oralement les exhortations attribuées à Pythagore. » *(Les passions et les erreurs,* 6). Et bientôt la surveillance s'intériorisera. La réprimande de l'ami deviendra autoréprimande. Galien, sur ce point, prolonge une tradition qui remonte, comme il le rappelle, à Pythagore, dont les exhortations consistaient précisément à récapituler les événements de chaque journée : Cicéron connaissait cette pratique, Sénèque s'y exerçait. Elle est attestée pour Marc Aurèle, dont Renan a pu écrire : « Ses heu-

1. Sur l'*éphédrie,* il faut lire J. Pigeaud, *La Maladie de l'âme,* Paris, 1981, p. 47-70. Philinte, chez Molière, tente sans beaucoup de succès d'exercer auprès d'Alceste la surveillance *(ephedreia),* que Galien tient pour si nécessaire à l'homme passionné.

res étaient coupées comme celles d'un religieux[1]. »

Le discours dans le discours

Sous l'Empire, à mesure que le domaine de la vie privée se substitue à celui de la vie politique, l'attention à soi prendra de plus en plus d'importance, et du même coup le désir d'appropriation du temps. C'est tantôt l'hypocondrie qui prévaut (Aelius Aristide), tantôt le souci de la maîtrise de soi (Marc Aurèle), ou encore l'attente d'un salut. Même si l'on reste attaché aux moyens traditionnels d'expression écrite de la personnalité (la lettre, l'apologie qui rejette une accusation[2], l'épître versifiée, etc[3].), l'exhortation à soi-même se fait véhémente et surtout mémorable (Marc Aurèle), les références autobiographiques deviennent plus nombreuses, jusqu'à devenir, beaucoup plus tard, la matière de *Confessions* (Augustin).

Galien ne paraît pas avoir grand souci de la forme de ses textes ; il ne compose pas, il enchaîne, il passe en revue les opinions, il

1. Ernest Renan, *Marc Aurèle*, Paris, 1882, p. 9. Galien évoque la jeunesse de Marc Aurèle dans *De libris propriis*, 2.

2. Voir M. Fuhrmann, « Rechtfertigung und Identität — Ueber eine Wurzel des Autobiographischen » dans *Identität*, éd. par O. Marquard et K. Stierle, Münich, 1979, p. 685-690 ; et, dans le même volume, O. Marquard, « Identität — Autobiographie — Verantwortung (ein Annäherungsversuch) », p. 690-699.

3. On se référera à G. Misch, *Geschichte der Autobiographie*, 3e éd., Berne, 1949.

avance ses arguments dans un ordre qu'il veut persuasif, mais sans chercher à plaire. C'est un écrivain grondeur et sans grâce. Cependant, la structure de l'écrit sur les passions est remarquablement agencée. Je le rappelle, c'est au départ une longue réponse à un interlocuteur anonyme qui lui a demandé son avis sur un texte philosophique. Après avoir exposé une série d'exemples et d'interprétations sur la colère, sur la gloutonnerie, sur l'insatiabilité, qu'il faut combattre en développant le sens de la mesure et de la *tenue*, Galien en vient à la tristesse et au chagrin (passions de l'âme irascible au même titre que la colère). Or c'est là qu'il fait intervenir, dans sa réponse au correspondant anonyme, le récit d'une entrevue avec un jeune homme profondément affligé. Celui-ci est venu le voir, un matin, après une nuit troublée, et Galien lui a donné réponse. Le traité relate sur plusieurs pages cette réponse *ad personam*. Le texte ne cite qu'indirectement les propos du jeune homme : on doit se contenter d'apprendre que sa préoccupation concernait des « futilités ». Dans l'entrevue qu'il raconte, Galien s'est accordé tout le temps de la parole. Le récit tourne donc au monologue, ou plutôt à la diatribe [1]. Ces paroles, d'ailleurs, prennent exactement le relais des arguments adressés à l'interlocuteur actuel. L'exhortation réprobatrice de Galien ne rompt guère la monotonie appliquée des propos précédents. On devine sans peine, en tout cela, un artifice d'exposition.

1. Sur la diatribe, voir A. Oltramare, *Les origines de la diatribe romaine*, Genève, 1926.

Néanmoins ce discours dans le discours, mettant en scène un malade qui se plaint de son chagrin, provoque un approfondissement subjectif, comme si l'on rejoignait un domaine moins superficiel que celui des emportements colériques ou gourmands. Le propos se fait, tout ensemble, plus accusateur et plus autobiographique. C'est alors qu'affluent, dans les paroles du médecin, les souvenirs d'enfance et d'adolescence ; l'image du père architecte et géomètre, dont le calme contrastait avec la violence d'une mère terrifiante ; puis l'apprentissage philosophique auquel le père a veillé avec la plus grande attention. Voilà qui est singulièrement significatif : quand Galien en vient à traiter théoriquement du *chagrin* et de la *convoitise*, l'espace de la réminiscence personnelle paraît s'ouvrir beaucoup plus largement, pour aboutir à la recommandation morale faite au patient-disciple : tourne-toi vers les plaisirs de l'intelligence, remémore-toi, souviens-toi de mes avertissements ! Le médecin tente d'imposer son autorité et d'exercer un pouvoir. Aujourd'hui, nous ne pensons pas beaucoup de bien des psychothérapies d'encouragement, et surtout des encouragements où le thérapeute se donne lui-même en exemple. Mais il y a lieu de réfléchir à ce qu'implique cette scène. À un personnage fortuné, que chagrine le manque de plus grandes richesses, Galien oppose les décisions paternelles qui l'ont orienté lui-même vers la philosophie et la recherche de la vérité scientifique. Il engage ainsi son patient à confronter le non-sens de son « avidité » matérielle avec la poursuite du sens qui a déterminé la carrière du médecin qu'il consulte. Galien ne craint pas de bousculer son interlocuteur. Pour l'amener à changer de désir, il s'emploie à laisser une empreinte durable dans sa mémoire. C'est à l'auditeur de se décider, certes, mais Galien appartient à un monde où l'on ne se prive pas de fustiger, au propre et au figuré. Il défend la réputation de son métier, pour ne pas laisser le champ libre aux accapareurs et aux thaumaturges qui offrent volontiers leurs services aux jeunes gens qui passent des nuits inquiètes.

Si l'âme est le tempérament du corps, quel salut ?

Le savoir délivre des vanités. Il délivre aussi des vices. À deux ou trois reprises, dans l'écrit sur les passions et les erreurs, Galien emploie le verbe sauver. Dans le prolongement de cette notion, et portée par le même verbe, on voit poindre la promesse chrétienne, de même que dans le prolongement de l'ascèse stoïcienne, ou de la fustigation disciplinaire selon Galien, on voit se profiler les règles d'abstinence et l'ascétisme chrétiens. Les passions et les erreurs pourront plus tard être subsumées dans la catégorie théologique de la faute, c'est-à-dire de la finitude introduite en la créature par le péché. Les vices dénoncés par les stoïciens et par Galien deviendront presque tous des péchés capitaux : la colère, la luxure, la gourmandise, l'envie, la tristesse, l'avarice. Mais je n'évoque ces prolongements que pour mieux souligner les différences radicales. Galien ne tient nul compte de ces doctrines qui, sous ses yeux peut-être, en appelaient à la pénitence et à la profession de foi. De même, s'il parle de liberté, c'est sans jamais poser la question du libre arbitre, qui n'a pu intervenir qu'à partir des prémisses d'une théologie de la Grâce. Le salut auquel invite Galien n'est en aucune façon le salut de l'âme dans la vie éternelle. Galien s'abstient de toute spéculation eschatologique. Il s'en tient à son métier de médecin : il s'agit pour lui de la vie terrestre, et de la vie que mènent les êtres humains dans la société humaine. Pourquoi alors parle-t-il de salut ? Parce que discipliner et civiliser les individus, c'est les délivrer du risque de se comporter comme des bêtes sauvages, et c'est précisément les sauver pour la durée de leur existence. L'enjeu, pour chaque individu, est de parvenir à se diriger soi-même, de renforcer la maîtrise de soi en surmontant autant que possible les erreurs de raisonnement, et en domestiquant la meute des passions.

Les facultés de l'âme sont tributaires des tempéraments du corps et des influences du milieu physique environnant. Voilà qui amène Galien à en rabattre sur les promesses et les certitudes des philosophes qui l'ont précédé. Pour dire cette dépendance, Galien joue le Platon physiologue du *Timée* contre le Platon du *Phédon* qui célèbre l'immortalité de l'âme. L'autorité d'Hippocrate *(Des airs, des eaux et des lieux)* lui sert de caution pour proclamer un déterminisme climatique fidèlement exprimé par la composition des humeurs. Il invoque aussi la science physiognomonique, qui atteste l'étroite corrélation de l'âme et du corps. Le mieux que le médecin puisse proposer est une diététique et un régime de vie favorisant le meilleur tempérament possible, chez ceux qui sont disposés à se laisser corriger. Pourra-t-il complètement contrecarrer les conditionnements qui s'exercent sur les individus ? Non, à moins d'un constant effort.

Du moins pourra-t-il les faire connaître. Et ce sera, par exemple, excuser toutes les bizarreries des mélancoliques : ils ne peuvent pas être autres qu'ils ne sont, ils ne sont pas des coupables mais des victimes, subissant l'altération matérielle de leurs humeurs : cela comptera beaucoup, à la fin du Moyen Âge, lorsque la superstition accusera ces malheureux d'être des sorciers et des possédés du diable. Les médecins galénistes (plus souvent que les paracelsistes, tout imbus de magie) seront les témoins de la défense. On comprend alors que l'image du médecin galéniste, aux alentours de la Renaissance, ait été suspecte : s'il empêchait de sévir contre les suppôts du diable, n'était-il donc pas lui-même un athée ?

Arbitre de la bonne et de la mauvaise constitution, le médecin, dans le traité sur les rapports de l'âme et des tempéraments du corps, devient ainsi l'arbitre du bien et du mal. Mais il n'a pas que de bonnes nouvelles à annoncer. S'il ne peut se porter garant de la possibilité d'un bonheur final, il ne peut non plus se porter garant d'une bonté originelle. Il lui paraît impossible de soutenir, comme le font les stoïciens, une égalité première, que les influences sociales défavorables altèrent et défigurent. La thèse stoïcienne, on le sait, a survécu dans la culture religieuse chrétienne : c'est celle que reprendra Rousseau, balançant un optimisme anthropologique (« l'homme est naturellement bon ») par un pessimisme historique (la société le corrompt). Galien, lui, admet une inégalité native, certes explicable par la composition naturelle de chaque corps, mais inamendable. Son déterminisme, dont nous venons de voir qu'il a pu devenir l'argument d'une excuse, peut être aussi tourné comme un argument d'inculpation, ou plutôt d'élimination : ceux qui de naissance sont des insociables et des criminels doivent être exclus de la société comme des bêtes malfaisantes. On voit se dessiner chez Galien, d'entrée de jeu, les deux virtualités de la prise de position déterministe : tout excuser, donc protéger les victimes des troubles mentaux, ou, à l'inverse, autoriser la violence punitive lorsque celle-ci prend pour but la survie du corps social.

La leçon de restriction que Galien a voulu donner à ses lecteurs est une leçon qui se veut elle-même restreinte. Elle est peu consolante pour ceux que la nature a suffisamment bien équipés, la seule ressource est d'acquérir l'art de bien vivre, avec l'assistance du médecin. Il faut penser sobrement, le mieux que nous puissions faire est d'approcher de la juste « symétrie » et de nourrir en nous l'intelligence, c'est-à-dire le « feu sec » qui est semblable à celui qui anime les astres dans leurs agiles trajectoires. Cette morale est-elle faite pour tous ? Elle en appelle aux meilleurs, c'est-à-dire à ceux qui veulent et peuvent comprendre, qui peuvent et veulent *s'en sortir.*

Jean Starobinski

Introduction

« L'Âme et ses passions » : le titre n'est pas de Galien. Il nous a paru toutefois pouvoir servir de dénominateur commun à ces trois traités assez brefs, qui constituent tout ce qui demeure aujourd'hui d'une œuvre importante, plus de vingt livres, où, selon le propre commentaire de Galien, celui-ci manifestait ses « opinions sur les questions de philosophie morale[1] * ».

La présence de tels ouvrages au sein de l'œuvre de Galien mérite quelque commentaire. Tous s'accordent en effet à reconnaître en ce personnage le plus grand médecin de l'Antiquité tardive. Son importance est tout à la fois quantitative (la somme de ses écrits qui nous sont parvenus se monte à plus de vingt forts volumes) et qualitative. Né en 129 de notre ère à Pergame en Asie Mineure, Galien, sous l'impulsion de son père, l'architecte Nikon (convaincu par Asclépios, apparu en songe, de lancer Galien dans la carrière médicale), se forme dès 146 auprès des meilleurs maîtres, tout

* Les notes se trouvent à la fin du volume.

d'abord dans sa ville natale, puis à Smyrne, à Corinthe, et enfin à Alexandrie, alors centre majeur pour l'étude de l'anatomie. Revenu en 157 à Pergame, il y est nommé médecin des gladiateurs, acquérant à cette occasion une grande expérience chirurgicale, avant de se rendre à Rome en 162. Son activité proprement médicale et scientifique (consultations, dissections anatomiques, recherches de physiologie et de pharmacologie, rédaction d'ouvrages) s'intensifie désormais, et lui fournit l'occasion de fréquenter de près la classe dirigeante. Quittant précipitamment Rome — pour des raisons obscures — en 168, il retourne une première fois à Pergame, avant d'être rappelé par Marc Aurèle, qu'il accompagnera lors de l'expédition contre les Germains. Il se rend à nouveau quelque temps à Pergame, et revient à Rome en 179. Sa production scientifique et littéraire tout au long de ces années, et jusqu'à sa mort (peut-être à Rome) après 200, demeure intense[2]. Galien est bien celui qui réussit à totaliser en un corpus synthétique la gigantesque masse de connaissances biologiques et médicales accumulée depuis au moins six siècles : d'où le qualificatif, justifié, d'« éclectique » que dès la fin de l'Antiquité l'on n'a cessé de lui appliquer. Héritier de la conception humoraliste et du savoir clinique prônés par la médecine hippocratique dès le Ve siècle av. J.-C., il puise également dans la tradition aristotélicienne des sciences de la nature (en particulier la zoologie et la botanique), tout en y intégrant les avancées décisives des grands anatomistes et physiologistes de l'Alexandrie du IIIe siècle av. J.-C., Hérophile et Érasistrate. On le voit à longueur de traité critiquer sévèrement ses collègues et concurrents, sectateurs des écoles médicales les plus diverses qui prospéraient dans la Rome impériale d'alors, tels les Méthodistes, Asclépiadiens et autres Érasistratéens, mais ne pas hésiter non plus à emprunter à chacun ce qu'il retient pour valide, et recomposer le tout en un système organisé — plutôt qu'en une doctrine de médecine unifiée — que la postérité reprendra sous le nom de « galénisme ».

Or Galien, sous un autre aspect également, se révèle éclectique. Sa formation — il nous le rappelle souvent dans les ouvrages ici traduits — est bien celle d'un médecin, mais aussi, et même en premier dans l'ordre chronologique, celle d'un philosophe fréquentant selon les conseils de son père les diverses écoles philosophiques, afin de « longtemps les étudier et les juger »[3] : Gaios et Albinos l'initient au platonisme, un disciple de Philopator au stoïcisme, un élève d'Aspasios aux doctrines péripatéticiennes. Conséquemment, ses intérêts philosophiques sont très larges : il mentionne dans son autobibliographie *De mes propres livres* une liste très conséquente d'ouvrages, en majorité disparus, classés sous les rubriques : « livres utiles aux démonstrations », « livres consacrés à la philosophie d'Aristote », « livres consacrés à la philosophie d'Épicure », « livres d'argumentation grammaticale et rhétorique », « livres divergeant de la philosophie stoïcienne », « livres consacrés à la philosophie de Platon » (parmi lesquels Galien range le traité des *Facultés de l'âme*), et enfin, « livres de philosophie morale » (dont seules *Les passions et les erreurs de l'âme* nous sont parvenues). Les trois traités éthiques ici réunis sont de composition tardive : ils datent de son second séjour romain, soit de la fin du IIe siècle, une époque où Galien a déjà composé l'essentiel de ses grands ouvrages médicaux, tels *De l'utilité des parties*, *Des lieux affectés*, *Des Facultés naturelles*, *Des procédés anatomiques*, pour n'en citer que quelques-uns parmi les plus connus[4]. Leur dimension est assez réduite. Mais cette modestie extérieure, de même que leur contenu à première vue assez éloigné du Galien médical, ne doivent pas tromper. Ils offrent en effet quelques clés essentielles qui permettent non seulement de pénétrer dans cette œuvre par ailleurs si difficile à cerner, mais aussi d'envisager les rapports complexes que la médecine, telle que la conçoit Galien, tisse avec la philosophie, et plus largement avec la société.

D'emblée, et tout au long des traités, Galien souligne sa profonde insatisfaction face aux sectes et écoles philosophiques, au spectacle de leurs incessantes querelles, à la stérilité de leurs doctrines. Le trait polémique est certes constant chez lui, comme une marque du style particulier de ce prolifique auteur. Il se fait ici très vif. Aucune d'entre elles, à l'instar des écoles médicales, n'échappe à la critique : les Platoniciens, aussi bien que les Cyniques, les Stoïciens, les Académiciens, les Sceptiques ou les Épicuriens sont la cible de ses moqueries parfois cinglantes. Les uns pensent uniquement à s'enivrer : « J'invite ces nobles Platoniciens à ne pas se souvenir seulement des propos que [ce traité] contient sur la consommation de vin elle-même » ; les autres (en l'occurrence les Stoïciens) uniquement à s'enrichir : « mais là nous parlons des riches ». Qu'ont-ils à nous apprendre ? Chacun affirme « de façon précipitée » le contraire de ce que prétend son voisin, à propos de tout, du vide dans le cosmos jusqu'aux démonstrations physiques sur le poids relatif de l'eau et du bois. Comment croire dès lors quiconque d'entre eux à propos de ce qui devrait être le but de la vie, la recherche de la vérité ; comment parvenir, ainsi que Platon le demande, à se faire « semblable aux dieux »[5] ?

Fort de cette volonté de mise en ordre des sectes philosophiques, qui est peut-être aussi une mise au pas de la philosophie elle-même, Galien engage son propos sur un point névralgique, la question des passions et des erreurs de l'âme. Choix significatif, dans la mesure où les discussions d'aspect très technique qui se relient à cette question posent en réalité l'enjeu fondamental que sont les modalités d'un « gouvernement » de soi-même et de ses rapports avec la collectivité, et, de façon sous-jacente, les représentations possibles de la subjectivité et de l'identité personnelle. Quelle est l'instance qui se cache derrière le débordement des passions ? Et qui donc peut alors en rendre compte, aussi bien sur le plan individuel que social ?

Il s'agit tout d'abord, comme si souvent chez lui, de clarifier la terminologie, de « distinguer clairement les passions des erreurs », et de se démarquer ainsi à la fois du langage « de tous les Grecs » et de celui des philosophes, source continuelle de confusion. « L'erreur *(hamartêma)* provient d'une opinion fausse, tandis que la passion *(pathos)* provient d'une force irrationnelle. » Affirmer cela d'entrée de jeu, c'est s'opposer quasi explicitement à la doctrine intellectualiste des Stoïciens. Pour Zénon ou Chrysippe en effet, les passions apparaissent par suite de jugements erronés, entachés d'emportement et de violence ; leur origine est en quelque sorte culturelle, sociale[6]. Or, là où les Stoïciens relient passions et erreurs jusqu'à assimiler les unes aux autres, Galien s'efforce au contraire de les distinguer, avec d'autant plus d'insistance — mais non sans ambiguïtés, comme on le verra — que ce point de doctrine est central dans sa conception de l'âme et de son traitement. La partition formelle en deux livres, celui des *Passions* précédant celui des *Erreurs*, se justifie donc aussi dans la mesure où elle s'appuie sur un motif d'ordre thérapeutique : « J'ai considéré qu'il fallait me libérer moi-même d'abord des passions : il est vraisemblable qu'à cause de celles-ci nous nous forgeons en quelque sorte de fausses opinions ». Autrement dit, les erreurs, bien souvent (et même presque toujours, si l'on en croit les exemples servis), sont la conséquence des passions — et non leur cause, comme le voulaient les Stoïciens. Logiquement donc, il faut attaquer le mal à sa racine, c'est-à-dire les passions.

Quelles sont-elles ? La liste énumérée par Galien démontre que s'il s'en prend vigoureusement aux Stoïciens, il ne leur est pas moins redevable sur bien des points. On connaît les quatre catégories stoïciennes fondamentales des passions : le chagrin *(lupé)*, la crainte *(phobos)*, le plaisir *(hêdoné)*, le désir *(epithumia)* — distribuées symétriquement selon l'axe temporel vertical en passions du présent (chagrin — plaisir) et du futur (crainte — désir)[7]. Or, pour Galien, « les passions de l'âme — tout le monde le sait — sont l'emportement *(thumos)*, la colère *(orgé)*, la crainte *(phobos)*, le chagrin *(lupé)*, l'envie *(phthonos)* et le désir *(epithumia)* », avec, pour ce dernier, les sous-catégories relatives aux plaisirs de l'amour, aux nourritures et boissons, à l'argent, à la gloire et aux honneurs. Le chagrin, la crainte et le désir des Stoïciens demeurent. Le plaisir en tant que tel a disparu, mais le terme revient sous la forme des « plaisirs du corps », ce qui incite à penser que deux genres du désir, le « désir des beaux corps » et celui suscité par « l'abondance des mets, la boisson, les gâteaux, fritures et autres plats » — soit l'ivrognerie, la gloutonnerie et la gourmandise — sont en réalité les avatars galéniques du plaisir stoïcien. Nouveaux sont l'envie, « le pire des maux » sans aucun doute, mais que l'on peut considérer comme « le fait de se chagriner devant la fortune d'autrui », et donc comme « une passion ou un genre se rapprochant du chagrin », ainsi que l'emportement et la colère (que l'on retrouvait toutefois chez les Stoïciens dans la catégorie du désir).

Au total, moyennant quelques arrangements et regroupements, le schéma stoïcien est toujours opératoire. Mais Galien le soumet aussitôt à une subdivision horizontale originale, fondée sur une sorte d'expérience que l'on pourrait qualifier de clinique. Tout d'abord, il y a les passions manifestes, excessives, que tout le monde est capable de reconnaître, comme le fait de « mordre violemment ses serviteurs » alors qu'on est seulement irrité par des peccadilles, ou encore de « s'adonner aux beuveries, aux courtisanes et aux banquets ». De telles passions se rapprochent d'une véritable maladie de l'âme (et Galien, à l'occasion, va jusqu'à les y assimiler). Mais il ne faut pas méconnaître non plus les « troubles modérés », ceux qui se manifestent par exemple « lors d'une grande perte d'argent ou d'un déshonneur », ou le fait de « manger très improprement des gâteaux ». Or précisément, cette classification empirique va déterminer ce que le titre nous indique : « le diagnostic et le traitement des passions propres de l'âme de chacun ». La situation initiale typique, et maintes fois rappelée, est celle du serviteur fautif frappé, ou des clés mordues (exemple que Chrysippe utilise également), sous l'effet de l'emportement. C'est l'absurdité et l'extrême laideur d'une telle attitude qui pourront constituer le point de départ du processus, en se marquant de façon clairement reconnaissable sur la figure même de la personne en proie à la passion. Car l'emporté se met à injurier les dieux, ses yeux deviennent furibonds, tels ceux d'un fou, peu s'en faut que l'écume ne lui sorte de la bouche « comme les sangliers ». On remarquera à cet égard que le fameux passage autobiographique des *Passions de l'âme*, s'il nous informe peut-être sur l'enfance de Galien et ses propres parents, a tout autant valeur de mise en abyme. C'est en comparant sa mère, « si colérique qu'elle mordait ses servantes », avec la figure mesurée de son père aux « nobles actions », à l'instar de Xanthippe face à Socrate, que le jeune Galien conçut le dessein de fuir les hideuses passions maternelles et de suivre l'exemple paternel, véritable canon esthétique sur le plan moral[8].

Pour qui a reçu ce choc initial et désire en

conséquence se libérer de ses passions, trois étapes thérapeutiques se succèdent. Tout d'abord une manière de maquillage des passions : « S'il est impossible de devenir exempt de colère sitôt qu'on le désire, tu peux en revanche contenir l'inconvenance propre à cette passion. » En agissant de la sorte et suffisamment longtemps, on en arrivera, en plus de ses manifestations extérieures, à contenir la passion elle-même. Étape intermédiaire, où l'on demeure certes « asservi à des passions moyennes », mais où l'on devient capable de comprendre les leçons d'un surveillant et pédagogue. Or, cet état moyen ne saurait suffire : le risque est toujours pendant de retomber dans l'assujettissement. Le but ultime, c'est de « devenir homme de bien, et non seulement de paraître tel », à la façon du vieillard qui a vécu excellemment. Voilà ce vers quoi doit tendre l'exercice, compris comme une gymnastique constante du contrôle de soi moyennant l'aide d'une instance extérieure, d'un pédagogue-surveillant prêt à nous désigner « chacun des actes n'ayant pas été accomplis correctement ».

Ce parcours en trois étapes (dont la chronologie n'est toutefois pas absolument rigoureuse dans les divers exemples cités par Galien) n'a rien de fortuit. Il s'articule très exactement à la conception de l'âme, d'inspiration platonicienne, élaborée longuement dans le traité *Des commentaires d'Hippocrate et de Platon*, et que Galien oppose ici abruptement à la doctrine stoïcienne. Une première division a lieu entre l'âme rationnelle — située dans le cerveau et dont relèvent les erreurs — et l'âme irrationnelle — située dans les viscères et dont relèvent les passions. Mais « nous avons dans notre âme deux facultés irrationnelles » ; à cette partition fondamentale s'ajoute en effet, toujours en parfait accord avec Platon, la division de l'âme irrationnelle en âme irascible et âme concupiscible (logées respectivement, comme nous l'apprendra le traité des *Facultés de l'âme*, dans le cœur et dans les viscères abdominaux, en particulier le foie). Cette division de l'âme irrationnelle détermine à son tour une répartition des passions : l'emportement, la colère, la crainte, le chagrin et l'envie relèvent de l'âme irascible, et le désir, de l'âme concupiscible. Elle ajoute aussi une nouvelle dimension au processus thérapeutique. L'âme irascible, malléable, peut intervenir comme une alliée de l'âme rationnelle, contre la faible et rétive âme concupiscible, la privant par exemple de force des plaisirs que cette dernière continuellement recherche, de manière à l'affaiblir. Ainsi donc les étapes du traitement des passions de chacun trouvent-elles leur correspondance dans la tripartition de l'âme. L'âme rationnelle est l'instance intérieure qui correspond, et répond, au pédagogue-surveillant ; l'âme irascible, tel l'homme à mi-parcours, est capable d'en entendre les leçons, alors que l'âme concupiscible, dans sa faiblesse, ne peut qu'être châtiée, non pas raisonnée.

Les récurrentes analogies animales et végétales soulignent à loisir les interactions possibles entre les trois parties de l'âme : le sanglier violent, la vipère et le scorpion, hideux et sauvages, seront à jamais incapables d'être apprivoisés, ni même de paraître tels, comme on ne saurait faire fructifier une ronce, alors qu'un cheval puissant ou un chien docile peuvent avec le temps devenir les utiles alliés de l'homme, de même que la vigne cultivée peut porter des fruits. On voit même s'esquisser une sorte d'anthropologie tripartite, tant la matrice platonicienne est puissante : il y a tout d'abord les hommes faibles de nature, obéissant par contrainte — serviteurs et enfants pourraient être rangés dans cette catégorie —, puis les hommes obéissant de plein gré, encore susceptibles d'être corrigés, et enfin les hommes les meilleurs — tels les vieillards ayant vécu excellemment. Et l'on ne sera pas surpris de retrouver cette triple gradation dans d'autres classements affleurant çà et là le long du discours (les différents états de passions : passions devenues incurables, passions encore curables, état de liberté d'après la nature ; les âges de la vie : enfance, époque autour de la quarantaine ou cinquantaine, vieillesse). Ainsi s'articule le subtil exercice, longuement illustré, souvent ressassé, le jeu de pouvoir entre l'âme rationnelle (ou sa projection extérieure, le pédagogue) et ses deux subordonnées, l'âme irascible et l'âme concupiscible.

Or, une défaillance de l'âme rationnelle est également possible : telle est précisément, dans la conception galénique, l'erreur. On a vu que, pour les Stoïciens, c'était d'un jugement incorrect de l'âme que procédait la passion, alors que pour Galien, la passion est — presque toujours — l'origine de l'erreur. À vrai dire, leur rapport n'est pas des plus simples, aussi peu que celui qui existe entre passion et âme rationnelle. En dépit de son souci de clarification terminologique, Galien lui-même se prend parfois à reproduire l'usage vulgaire qu'il réprouve en principe et à confondre l'un et l'autre terme, affirmant par exemple à la fin du livre *Les passions de l'âme* que « pour observer leurs erreurs, les jeunes gens doivent s'adresser à d'autres qu'eux-mêmes ». Or, le contexte indique sans équivoque que ce sont bien les passions que ces jeunes gens doivent observer. Lapsus — ou erreur — pardonnable, puisque « nous nous forgeons de fausses opinions à cause des passions aussi », puisque « c'est la présomption, sinon la convoitise, qui s'avère provoquer tout cela ». La typologie des « genres principaux d'erreurs » esquissée dans le traité qui leur est consacré reflète, elle aussi, la difficulté de soutenir une séparation radicale entre défauts des parties irrationnelles et erreurs de la partie rationnelle de l'âme : « Supposons qu'un homme ait choisi comme doctrine d'exercer la bienfaisance envers les hommes, pensant que c'était là un but vrai, mais que, gagné par le sommeil, la paresse, la recherche du plaisir ou quelque raison semblable, il néglige d'apporter une telle aide : sa faute provient alors de la passion. Mais celui qui a jugé bon n'accorder plaisir et sérénité qu'à lui-même et qui, de ce fait, s'abstient d'aider ses proches ou ses concitoyens lorsqu'ils sont victimes d'une injustice, celui-là tombe dans l'erreur, non pas par passion, mais à cause d'une vile opinion. » On peut donc tomber dans l'erreur par choix d'un but faux (n'accorder plaisir et sérénité qu'à soi-même) : l'erreur dans ce cas provient d'une vile opinion. Mais on peut aussi viser un but vrai (exercer la bienfaisance envers les hommes), et malgré tout, à cause d'actions inconséquentes (sommeil, paresse, recherche du plaisir), négliger ce but : la faute provient de la passion. L'explication de certains comportements fautifs devient possible si l'on comprend les relations entre les buts, vrais ou faux, et les moyens particuliers plus ou moins conséquents : mais cela entraîne aussi un partage complexe des responsabilités entre parties rationnelle et irrationnelle de l'âme, et du fait d'une telle décomposition des fonctions psychologiques, un morcellement possible de la notion d'identité.

Quoi qu'il en soit, dans la perspective à la fois anti-stoïcienne et thérapeutique où il se trouve placé, Galien esquive ce problème. Il lui importe avant tout de souligner, au risque de paraître contradictoire, que « l'erreur provient d'une opinion fausse », qu'elle relève « de la seule partie rationnelle de l'âme ». Le cas des personnes au « consentement précipité » (là encore, le vocabulaire utilisé trahit ses origines stoïciennes) vaut comme paradigme : ainsi ceux qui « ayant aperçu de loin quelqu'un s'approcher, disent que c'est Dion, par exemple, qui arrive, comme s'ils l'avaient reconnu avec certitude ; de sorte qu'il arrive parfois que, vu de près, l'homme qui s'approchait s'avère être Théon, et non Dion. » Les étapes du processus ont un air de déjà vu. Tout d'abord, après avoir expérimenté la fausseté des arguments fondés sur le consentement précipité ou mensonger (l'équivalent de la laideur des comportements dictés par la passion), il s'agit de se convaincre de la validité de la méthode démonstrative. Son entraînement quotidien, prolongé « non pas des mois, mais des années », conduira peu à peu à mener une vie exempte d'erreurs, surtout si l'on s'en remet à un maître en argumentation (tel à nouveau le père de Galien). Si l'allure générale rappelle bien celle du traitement des passions, les modalités en sont très différentes. Car la correction de l'erreur, reliée à l'âme rationnelle seule, suivra en conséquence une voie fondée uniquement sur la raison, abstraite de tout discours d'école (les Académiciens et les Sceptiques sont ici particulièrement visés) : celle de la méthode géométrique, et de ses variantes dans la logique, l'architecture, l'astronomie, la grammaire, la musique, la rhétorique. Au contraire des sectes philosophiques, dont le spectacle des incessantes querelles démontre bien qu'elles sont incapables d'aboutir à une conclusion vraie, la méthode géométrique peut confirmer ses propres prédictions, révéler l'immédiate évidence des principes, autrement dit, arriver au premier critère d'un quelconque problème, fût-il banal. L'exemple qu'offre Galien, significativement, est celui de la construction d'horloges, tâche dévolue à l'architecture. Tout aussi significativement, c'est l'architecte (flanqué à l'occasion de « quelques médecins », de « personnes libres de toute appartenance à une secte mais exercées dans l'argumentation »), qui, intervenant lors d'une joute oratoire entre deux philosophes sur le poids relatif de l'eau et du bois, les ridiculise avant de les réduire au silence, en « exposant clairement et rapidement le problème ».

Exacte antithèse de la vie malheureuse à laquelle mène le consentement précipité, la poursuite de la méthode démonstrative appliquée à toutes les questions doit donc inéluctablement, à la manière d'une conclusion géométrique, aboutir au vrai but de l'existence. S'efforcer de mener une vie de sagesse, c'est en fin de compte, après s'être débarrassé des passions, viser la perfection de l'âme rationnelle, qui est comme une « garantie du bonheur humain ». Au terme du double traité *Les passions et les erreurs,* on notera que Galien n'a pas de message réellement nouveau à proposer ; la question qu'il pose comme essentielle, la fondation d'une sorte d'« éthique géométrique », est à peine esquissée, sinon esquivée. Elle se résout finalement dans la volonté de réduire les sectes philosophiques au silence par l'effet persuasif, voire intimidant, de la démonstration géométrique. Au-delà prévaut une approche somme toute traditionnelle : le noyau du programme thérapeutique de Galien est conforme à la doctrine platonicienne du contrôle et de la thérapie des passions et des erreurs, à l'importance qu'elle accorde à la parole éducative et sa constante répétition, par soi-même ou par des surveillants extérieurs. On remarquera toutefois la mesure dans laquelle le langage de la médecine informe les procédés argumentatifs. Ainsi, les passions ou erreurs sont à l'image des tumeurs : l'âme de vieillards chargée d'ignorance et de présomption, « cette tumeur vieille de trente ou quarante ans », devient incurable. L'insatiabilité à l'égard des nourritures (elle-même une passion appartenant au genre du désir, et donc relevant de l'âme concupiscible) en altère l'utilité par les désordres digestifs qu'elle provoque ;

par analogie, l'insatiabilité à l'égard des biens matériels, dont certains sont inutiles voire nuisibles, produit des troubles de l'âme. À ce point, la pensée de Galien s'aligne donc de façon reconnaissable sur les termes de la comparaison classique entre médecins du corps et éducateurs de l'âme, tout en empruntant ses effets rhétoriques aux notions médicales d'usage, telle la notion d'équilibre et de mesure.

Mais la médecine, dans cette politique éducative du corps et de l'âme, peut se voir attribuer un rôle autrement plus radical (non absolument incompatible toutefois avec celui qu'elle joue dans les deux premiers traités) : celui que Galien expérimente dans le traité des *Facultés de l'âme*, en poussant la théorie médicale matérialiste de l'âme jusque dans ses dernières conséquences. Ici, à la juxtaposition de la constitution physique et des dispositions de l'âme, à la simple équation du rapport maladie physique/passion et médecine/philosophie morale, se substitue la séquence linéaire : maladie donc passion, médecine du corps donc médecine de l'âme. Les premières lignes du traité l'affirment sans ambages : « Les facultés de l'âme suivent les tempéraments du corps. » L'application possible apparaît immédiatement. Si la nourriture, et plus largement le régime, déterminent les tempéraments du corps, alors il devient possible d'influencer directement les facultés de l'âme : conséquence dont la portée théorique et philosophique n'est pas mineure. Certes, on peut comprendre le terme même « suivre » *(hepesthai)* de diverses façons : les facultés de l'âme sont uniquement déterminées par les tempéraments du corps, ou encore, elles sont influencées par ces derniers, ou enfin, elles les accompagnent simplement. Pour quelqu'un qui cherche à concilier différentes traditions philosophiques, mais aussi à se concilier différents publics, les considérations d'ordre stratégique ne sont peut-être pas absentes dans le choix d'un terme aussi équivoque[9]. Il n'en demeure pas moins que c'est l'évidence même qui, selon Galien, nous prouve ce principe. Tel doit être en tout cas le « principe de base de tout l'argument ».

Il y a essentiellement trois types de « phénomènes évidents » : l'observation des enfants, celle des manifestations pathologiques de la folie, et les conséquences physiologiques de l'absorption de diverses drogues. Soit tout d'abord la « connaissance de la différence des actions et des passions de l'âme qui se manifestent chez les petits enfants ». Insister d'emblée sur l'évidence de ce phénomène, c'est à nouveau se placer à l'opposé de la doctrine stoïcienne. Certains se montrent lâches, d'autres insatiables et gourmands, d'autres encore impudents, envieux, ou sots. Comment donc oser affirmer, comme le voudraient les Stoïciens, que la nature de l'âme est la même pour tous, vertueuse, et que c'est l'entourage qui la corrompt ? Galien ne manque pas d'ajouter à cette charge anti-stoïcienne le paradoxe classique des premiers hommes « qui n'avaient personne d'autre avant eux. D'où et par qui s'est engendrée la corruption ? » Les deux autres types de preuves avancées jouent sur un registre analogue. Comment ne pas être frappé par les spectaculaires états de chagrin et de découragement ou à l'inverse de délires et de fureurs qu'entraînent les drogues — dont le vin représente le meilleur exemple, car « nous en faisons l'expérience chaque jour » ? Plus discrètement, le régime quotidien lui aussi « nous fournit de nombreuses preuves à ce sujet ». Le troisième phénomène, lié directement à l'expérience médicale, est moins fréquent mais tout aussi frappant. C'est l'observation des divers états psychopathologiques, comme la mélancolie provoquée par l'accumulation de bile noire, le délire par l'excès de bile blonde dans le cerveau, la léthargie par le phlegme et les substances refroidissantes en général, et, à l'extrême, cette situation radicale où l'âme est séparée du corps « refroidi violemment ou surchauffé ».

Cet ordre de preuves est appuyé, selon une stratégie qui n'est certes pas propre à Galien, par les références à l'autorité des Anciens (ce qui revient aussi à critiquer indirectement les sectes philosophiques contemporaines). Ces références à vrai dire dépassent de loin, par leur ampleur, les évidences personnelles qu'il peut apporter. On retrouve en particulier, cela ne saurait surprendre, Platon, Aristote et Hippocrate, mais aussi, de façon plus discrète, Héraclite, Homère, Théognis ou Posidonius, voire, lorsque cela est nécessaire, les Stoïciens anciens qu'il réprouve tant par ailleurs. Toutes les citations, à des degrés divers dont Galien est bien conscient, concourent à confirmer le principe de la dépendance de l'âme par rapport au tempérament du corps. Mais il n'en reste pas à ce simple constat. L'observation des enfants prouvait bien la différence innée dans la nature de leur âme. Celle-ci n'est donc pas par nature encline à la vertu. À ce point, la théorie de la tripartition peut prendre tout son sens. Comme on l'a vu dans les traités précédents, il y a trois espèces d'âmes, logées chacune dans un organe différent, dont deux sont irrationnelles, sources de vices divers et de dérèglements passionnels. Le foie reçoit l'âme concupiscible par excellence (à distinguer de la faculté concupiscible au sens commun que tous les types d'âmes possèdent), le cœur l'âme irascible et le cerveau l'âme rationnelle. Mais lorsqu'il s'agit de préciser la nature de ce rapport, le simple théorème de la tripartition platonicienne ne suffit plus. Il faut recourir à la doctrine aristotélicienne des facultés (grâce au procédé désormais connu de la clarification terminologique, lequel, en réalité, permet surtout à Galien d'imposer ses propres vues). L'âme est forme du corps. Or si l'on demande « à Aristote ou à ses disciples » ce qu'il faut comprendre par cette expression, ils répondront nécessairement qu'il s'agit là de la forme du corps homéomère, « n'offrant pas de composition organique perceptible par les sens » comme pourrait l'être la main par exemple, dont on observe clairement la composition à partir de tendons, d'os, de veines, nerfs et artères. Non pas donc un corps organique complexe, mais un corps simple et homogène, comme le sont justement cerveau, cœur et foie, engendrés à partir du mélange des quatre qualités élémentaires, le chaud, le froid, le sec et l'humide, lesquelles sont par ailleurs les constituants des quatre humeurs. Telles sont donc les substances corporelles. Il s'ensuit que toutes les facultés de l'âme — qui, en tant que formes, sont fonctions de la substance corporelle correspondante — « seront naturellement modifiées par le tempérament », c'est-à-dire le mélange particulier de ces qualités.

Voilà qui permet d'affirmer que le tempérament du cerveau *est* la partie raisonnante de l'âme, de même que celui du cœur *est* sa forme irascible et celui du foie *est* sa forme concupiscible. Voilà aussi qui permet de comprendre l'action des drogues et du régime quotidien (remarquons comment, dans l'argumentation de Galien, ces situations valent aussi bien comme preuves que comme exemples de son argumentation). Et en admettant qu'un « mauvais mélange des humeurs nuit grandement aux fonctions de l'âme », il devient difficile de ne pas déduire que celle-ci est tout entière, y compris sa partie la plus noble, matérielle. Le risque ici est en premier lieu de contrevenir à la thèse platonicienne de l'immortalité de l'âme. « Si l'âme est immortelle, pourquoi, comme le veut Platon, lorsque le cerveau est refroidi violemment, ou réchauffé, séché ou humidifié à l'excès, s'en sépare-t-elle ? Il eût mieux fait de l'écrire lui-même comme il l'a fait pour d'autres choses dans ce domaine. » Insidieuse question, que Galien évite habilement en soulignant son désintérêt pour les questions n'acceptant aucune démonstration. À l'inverse, les observations évidentes, celles où la méthode démonstrative peut s'appliquer, « jettent un fort soupçon sur la substance de l'âme tout entière, qui incite à penser qu'elle n'est pas incorporelle ».

D'autres implications, d'ordre pour ainsi dire physiologique et présentes de façon sous-jacente dès le début du traité des *Facultés de l'âme*, apparaissent peu à peu dans leur développement possible. En accord avec les principes du traité hippocratique des *Airs, Eaux, Lieux*, ou les passages du *Timée* de Platon, Galien souligne l'importance de l'hygiène de vie, des « souffles », de l'environnement géographique général sur le tempérament des corps humains : « Qui, en effet, ne constate pas que le corps et l'âme de tous les hommes vivant sous les Ourses ont des dispositions opposées à celles des hommes proches de la zone brûlée par le soleil ? Qui donc ignore que ceux qui se trouvent entre deux, qui habitent une région bien tempérée, sont meilleurs que les précédents quant à leurs corps, aux caractères de leurs âmes, à leur intelligence et leur bon sens ? » Mais c'est surtout par « la nature des eaux et de la nourriture que les hommes peuvent devenir meilleurs ou pires ». En effet, « tout aliment est d'abord absorbé dans l'estomac, y subit une première élaboration, puis est reçu dans les veines qui vont du foie vers ce dernier et produit les humeurs du corps à partir desquelles toutes les parties sont nourries, et avec elles le cerveau, le cœur, le foie. » Voilà donc l'une des leçons essentielles de cette physiologie ; à travers les « corps homéomères » essentiels, il est possible d'avoir une prise directe sur le caractère et l'intelligence des âmes. Galien peut même proposer, très ironiquement, de ramener « ceux qui se prétendent philosophes » à la raison. Grâce à ses conseils diététiques, les philosophes « mécontents à l'idée que la nourriture peut rendre les uns plus raisonnables, les autres licencieux, capables ou non de se contrôler, courageux, lâches, doux, gentils, aimant la querelle et les conflits » pourront bénéficier grandement de la philosophie éthique.

Mais on peut ne pas s'en contenter simplement. Si les facultés de l'âme suivent le tempérament du corps, alors la régulation des vertus et des vices, la « philosophie morale », se résout dans une éthique au sens propre, un contrôle des caractères *(êthé)* de l'âme, que seul le médecin est en droit de revendiquer. Toute possibilité d'impact de la part du philosophe, voire du législateur se voit exclue. L'éducation philosophique, la *paideia* sur laquelle Galien s'appuyait largement dans les traités des *Passions et des erreurs*, la prétention du législateur à l'amélioration des hommes, sont contestées au profit de l'art de prescrire les « nourritures, boissons et vents », de l'enseignement des « tempéraments de l'environnement et des régions qu'il convient de choisir ou de fuir ». La question de la responsabilité morale individuelle prend dès lors une tournure radicale. En admettant que l'âme est un tempérament du corps, on admet également que la possibilité de l'influencer n'a lieu qu'à l'intérieur de certaines limites posées par la constitution physiologique. Chacun possède un tempérament particulier, une somme de caractères innés, ceux justement que l'on peut observer dès la première enfance. Dans la mesure où l'on en tient compte, il devient difficile de « louer, par exemple, Chrysippe pour son intelligence, ou de blâmer les fils d'Hippocrate pour leur sottise ». Sur le plan de l'art du magistrat, la question déjà soulevée chez Platon acquiert dans ce cadre une valence particulière. Que faire des méchants incurables, si c'est par l'effet d'un mauvais tempérament qu'ils sont tels, et que cette constitution physique est hors du champ d'action de la médecine ? Quelles sont donc les raisons de punir ? Le déterminisme matérialiste très strict de Galien semble à première vue devoir exclure toute idée de responsabilité. Mais « nous sommes tous prédisposés à accueillir, approuver et aimer le bien, et à se détourner, haïr et fuir le mal, sans considérer au préalable s'il est inné ou non ». En vertu de cette prédisposition, et en admettant une notion de la responsabilité où l'état subjectif n'est plus pris en considération, c'est-à-dire en posant que la punition est légitime pour les actions effectivement causées, alors il devient permis de « haïr à juste titre les hommes qui sont méchants », et de « tuer avec raison les méchants incurables », comme on élimine les vipères, scorpions et autres araignées venimeuses, comme on éradique une tumeur devenue incurable autrement.

La sévérité des moyens punitifs envisagés par Galien paraît certes rédhibitoire. Du moins a-t-elle le mérite d'une certaine cohérence logique, en poussant à son extrême conséquence la prise de position matérialiste qui associe de façon étroite les actions des hommes aux conditions matérielles de leur tempérament et du monde qui les entoure. Que penser alors du rôle de la philosophie ? « Ce discours, prétend Galien, n'élimine pas les bienfaits de la philosophie, mais veut servir de guide et enseigner ce que certains philosophes ignorent. » La philosophie, ou plus exactement, les philosophes de son temps feraient bien de se souvenir de ce que les Anciens professaient, « tirant des phénomènes évidents eux-mêmes les principes des vertus, et exerçant ces dernières dans leurs actes, et non dans leurs paroles », plutôt que de soutenir comme les Stoïciens que « tous les hommes sont aptes à l'acquisition de la vertu et qu'ils sont corrompus par leur entourage ». Les lignes sur lesquelles se terminent *Les facultés de l'âme* semblent indiquer qu'en dépit de la radicalité de son argument, Galien accorde sa place à une philosophie bien comprise, et capable de dispenser ses bienfaits, comme s'il voulait concilier les solutions différentes proposées dans l'un et l'autre traités. Il faut rechercher « ceux qui nous purifient et empêchent la croissance du vice », capables d'engendrer en nous « opinions vraies et habitudes honnêtes ».

Quelle que soit la diversité des solutions envisagées, une chose paraît devoir être soulignée. Que Galien préconise le diagnostic et le traitement des passions et des erreurs de l'âme à l'aide du seul régime du médecin ou bien à travers une prise de conscience assidue et activement secondée par une instance extérieure, ce n'est pas en tant que précurseur perspicace des méthodes de la psychothérapie moderne qu'il le fait. Si c'est la figure du médecin qui est envisagée, alors c'est en tant que médecin du corps, s'adressant à l'âme par le moyen de cures diététiques tout à fait corporelles. Lorsqu'il s'agit de la figure professionnellement plus indistincte du pédagogue-surveillant, c'est certes une action par la parole qui est le moyen essentiel du traitement, mais il faut la comprendre dans le cadre de la stratégie éducative platonicienne. D'autre part, il paraît tout aussi vain de vouloir attribuer à Galien le don prophétique, l'intuition géniale du matérialisme médical ultérieur, bien que nombreux soient ceux — de Descartes aux neuro-biochimistes contemporains — qui se sont réclamés de lui. Indéniablement certes, nous trouvons posées là les bases d'un déterminisme conséquent fondé sur une doctrine somatique de la substance de l'âme, mais la conception galénique du lien des facultés de l'âme et des tempéraments du corps est le fruit d'une tradition médico-philosophique radicalisée, dans le contexte de la dispute contre la théorie monolithique de l'âme telle que l'envisagent les Stoïciens.

Aussi notre lecture doit-elle tenir compte de cet effet de distance. Distance toutefois non entièrement irréductible, et qui ne devrait pas enlever aux traités galéniques la possibilité d'un enjeu contemporain. Un trait remarquable en est la présence constante, au sein des discussions techniques les plus sophistiquées sur les propriétés de l'âme, d'une préoccupation de l'*êthos*, entendue non pas comme morale, mais au sens propre de discours sur la nature du caractère. De là dérive, en toute rigueur logique, un système singulier de rapports entre l'art du médecin, du philosophe et du législateur-magistrat, visant à établir un mode de vie parfait à l'usage des hommes en société. En des temps différents soumis à d'autres nécessités, et selon des systèmes de rapports eux aussi différents, ces disciplines seront à nouveau appelées à jouer leur rôle dans l'établissement de nouvelles valeurs éthiques. Telle est une résonance des traités sur les passions, erreurs et facultés de l'âme de Galien, telle est une justification que nous pouvons aujourd'hui sans anachronisme leur attribuer.

Nous sommes sur bien des points redevables, pour cette introduction, aux pénétrants essais de Pierluigi Donini, Mario Vegetti et James Hankinson cités dans la bibliographie. Nous aimerions aussi vivement remercier Valérie Opériol pour sa très attentive relecture de l'ensemble du texte.

Note liminaire

Notre traduction des traités éthiques de Galien a été menée sur les éditions les plus récentes dont on peut à l'heure actuelle disposer. Le double traité *Les passions et les erreurs de l'âme* est traduit d'après l'édition qu'en a donnée le philologue allemand Wilko de Boer, sous le titre *De propriorum animi cuiuslibet affectuum dignotione et curatione, De animi cuiuslibet peccatorum dignotione et curatione* (publié conjointement avec le traité *De atra bile* dans le *Corpus Medicorum Graecorum* V 4,1.1, Leipzig - Berlin, 1937, p. 1-68). Le texte qu'il nous offre se fonde principalement sur un manuscrit florentin datant du XIIe ou du XIIIe siècle (*Laurentianus* 74,3, fol. 149v-171r)[10]. De Boer réussit, de façon assez convaincante nous semble-t-il, à réintroduire la plupart des nombreux passages qu'un autre philologue allemand, Johannes Marquardt, avait proposé de supprimer en tant qu'interpolations dans une édition antérieure publiée sous le titre *Περὶ ψυχῆς παθῶν καὶ ἁμαρτημάτων* (*in Claudii Galeni Pergameni Scripta Minora*, vol. I, Leipzig, 1884, p. 1-81). En outre, selon l'habitude suivie par les diverses éditions depuis la Renaissance, de Boer rétablit la partition en deux traités distincts. La question de savoir si nous avons affaire ici à un ou à deux traités n'est à vrai dire peut-être pas capitale ; contentons-nous de noter le lien évident — signalé à plusieurs reprises au sein du texte lui-même — entre l'un et l'autre, et aussi le fait que Galien, dans son autobiographie *De mes propres livres*, indiquait que parmi une quinzaine de traités de philosophie éthique dont il était l'auteur figuraient « deux livres sur le *diagnostic des passions et des erreurs propres de chacun*[11] ».

La traduction du traité *Les facultés de l'âme suivent les tempéraments du corps* se fonde quant à elle sur l'édition préparée à la fin du siècle passé par Iwan Müller *(in Scripta Minora*, vol. II, Leipzig, 1891, p. 32-79), et réalisée principalement à partir de cinq manuscrits *(Laurentianus* LVI 15, *Monacensis* 109 et *Vaticanus* 154 du XVᵉ siècle, *Vallicellanus* B 93 du XVIᵉ siècle, *Mosquensis* 292 du XVIIᵉ siècle). I. Müller adoptait ce titre contre une tradition antérieure, qui, à la place de « facultés » *(dunameis)*, préférait « mœurs, caractères » *(êthé)*, d'où le titre parfois rencontré : *Les mœurs de l'âme suivent les tempéraments du corps.*

Leur réunion en un seul volume, ainsi que le titre général donné à l'ensemble, est donc notre fait. En outre, la séparation en paragraphes provient, pour le double traité *Les passions et les erreurs de l'âme*, de l'éditeur du texte grec, et, pour *Les facultés de l'âme*, de nous-mêmes (celle en chapitres est donnée dans les deux cas par les éditeurs). Elle aimerait tout au plus faciliter la lecture. Tant W. de Boer que I. Müller proposaient un certain nombre de coupures sur le texte recueilli à partir des manuscrits ; nous avons, à de très rares exceptions près signalées en note, traduit et conservé ces propositions, en les signalant par des crochets, dans le corps du texte.

La terminologie galénique est particulière, et comprend un nombre important de termes clés, dont il est évident qu'ils sont souvent assumés dans leur sens précis et technique, mais aussi parfois en un sens plus lâche. Pour ne prendre qu'un exemple, l'erreur *(hamartêma)*, en tant que relevant de la partie rationnelle de l'âme, est évidemment une notion centrale — et Galien prend bien soin de la distinguer d'autres notions, notamment de celle de passion *(pathos)* ; mais il lui arrive de comprendre le même terme dans l'acception beaucoup plus courante, et qu'il réprouvait quelques lignes plus haut, de « faute ». Lui-même d'ailleurs, philologue averti et usant à sa manière de la méthode historique, est parfaitement conscient que certains termes ont vu leur sens évoluer au cours des siècles qui l'ont précédé ; il met en garde son lecteur contre l'usage anachronique que ce dernier serait tenté d'en faire : ainsi, ce qu'Hippocrate ou les Anciens nommaient « veine » *(phlebs)*, le contemporain de Galien ne doit plus ignorer qu'il faut parfois le comprendre comme « artère ». Toutes ces ambivalences, ces glissements terminologiques ont leur poids dans l'organisation du discours galénique : raison pour laquelle il nous a semblé opportun de viser le plus possible l'exactitude et la constance dans l'utilisation des termes traduits, en dépit d'un texte grec par endroits passablement corrompu et lacunaire, et de n'opter pour la paraphrase qu'en dernière extrémité. Les citations dont ces textes, en particulier *Les facultés de l'âme*, sont truffés assument elles aussi un rôle parfois équivoque : elles reflètent le souci démonstratif de Galien autant que les conceptions des auteurs auxquels elles sont empruntées. Il arrive qu'elles s'écartent de la vulgate. Plutôt que de les reprendre dans les traductions existantes des ouvrages de ces auteurs, nous avons choisi de suivre le texte tel qu'il est rapporté. En effet, les passages des auteurs anciens, insérés dans un contexte spécifique, tissent avec celui-ci des relations singulières, témoignant de la sorte d'une conception elle-même singulière de la fidélité de Galien aux références culturelles majeures que sont pour lui Aristote, Galien ou le « divin Hippocrate ». Une singularité analogue affecte le style de ces traités. Galien sait ce qu'écrire veut dire ; conscient de l'importance stratégique de l'acte même d'écriture, il tient à la manière particulière qu'il lui procure. Même si ce qui pour lui est marque distinctive a pu apparaître aux yeux de certains lecteurs plus récents comme répétition maladroite ou digression verbeuse, la traduction ici proposée tente de refléter tant que faire se peut de telles marques, sans chercher à tout prix à les épurer selon des critères arbitraires. Du moins notre propre conception de la « fidélité » dans cette traduction — en ce sens, comme toute traduction, elle est surtout interprétation — nous a incités à tenir compte de ce fait.

Des traductions de ces traités existent en quelques langues modernes. Pour le double traité *Les passions et les erreurs de l'âme*: en anglais (d'après l'édition de de Boer) par P. Harkins, *Galen : On the Passions and Errors of the Soul*, Columbus (Ohio), 1963, en italien par M. Menghi, *Galeno : Le passioni e gli errori dell'anima*, (M. Menghi et M. Vegetti éd.), Venise, 1984, et en français par R. Van Der Elst, *Galien : Traité des passions de l'âme et de ses erreurs*, Paris, 1914 (ces deux dernières traductions d'après l'édition plus ancienne de J. Marquardt). Pour le traité *Les facultés de l'âme suivent les tempéraments du corps*: en français par Ch. Daremberg, dans *Galien : Œuvres*, vol. I, Paris, 1854, p. 47-91 (conduite d'après l'édition de C.G. Kühn au début du XIXe siècle, et récemment réimprimée avec la traduction par Van Der Elst du *Traité des passions et des erreurs*, Clichy, 1993), en espagnol par L. Garcia Ballester, *Alma y Enfermedad en la obra de Galeno*, Valence-Grenade, 1972, (conduite elle aussi sur l'édition de C.G. Kühn), en italien par I. Garofalo, dans *Galeno : Le passioni e gli errori dell'anima* (M. Menghi et M. Vegetti éd.), Venise, 1984, et en allemand par E. Hauke, *Galen : Dass die Vermögen der Seele eine Folge der Mischungen des Körpers sind* (=*Abhandlungen zur Geschichte der Medizin und Naturwissenschaften*, 21), Berlin, 1937 (ces deux dernières traductions d'après l'édition de I. Müller).

Les références aux œuvres hippocratiques sont rapportées à l'édition (accompagnée de la traduction française) d'Émile Littré, *Œuvres*

Complètes d'Hippocrate, 10 vol., Paris, 1839-1861 (abrégée ainsi : L II,56 = Littré, vol. II, p. 56).

Les références aux œuvres de Galien sont rapportées, soit à l'édition de ses œuvres complètes, commencée au début de ce siècle à Leipzig, puis poursuivie à Berlin, et toujours en cours, par différents philologues, dans la série du *Corpus Medicorum Graecorum* (abrégé *CMG)*, soit, pour certains traités, à l'édition de Johannes Marquardt, Iwan Müller et Georg Helmreich, *Claudii Galeni Pergameni Scripta Minora*, 3 vol., Leipzig, 1884-1893 (abrégée ainsi : *SM* II,121 = *Scripta Minora*, vol. II, p. 121).

Les références stoïciennes sont citées d'après l'édition de Hans von Arnim, *Stoïcorum Veterum Fragmenta*, 4 vol., Leipzig, 1903-1924 (abrégée ainsi : *SVF* II 106 = *Stoïcorum Veterum Fragmenta*, vol. II, n° 106).

Les références des autres auteurs antiques, sauf mention, sont citées d'après les éditions habituelles.

LES PASSIONS
ET
LES ERREURS DE L'ÂME

Du diagnostic et du traitement des passions propres de l'âme de chacun

1 Tu m'avais adressé une question sur le livre d'Antonios l'Épicurien, *Du contrôle de ses propres passions* ; puisque tu souhaites que je te réponde aussi sous la forme d'un écrit, je vais le faire en commençant ainsi.

Le mieux serait qu'Antonios lui-même dise clairement ce qu'il entend par le terme de « contrôle » ; mais pour ce que l'on peut conjecturer à partir de ce qu'il dit dans son livre, il me semble qu'il se réfère soit à la surveillance, soit au diagnostic, soit, en plus, à la correction des passions. Comme tu le sais, il s'exprimait manifestement de façon confuse et obscure, de sorte que la plupart de ses propos relèvent de la conjecture plutôt que de la compréhension claire. Parfois, il semble nous inciter à comprendre que nous-mêmes, pareillement aux autres, tombons dans l'erreur ; d'autres fois, il semble indiquer comment diagnostiquer les erreurs de chacun, et d'autres fois encore, outre cela, comment se détacher de ses erreurs, ce qui me semble être le but de l'ensemble de son argument : en effet, tout ce qui précède est inutile et superflu s'il ne vise pas ce dernier but.

Il aurait fallu qu'il corrige ce qu'il avait écrit en y distinguant surtout les passions des erreurs. Parfois en effet, il te semblera que son propos porte sur les seules passions, plus souvent sur les erreurs, et parfois encore qu'il discute des deux à la fois. Comme tu le sais, j'ai pour ma part établi d'abord cette distinction, en disant que l'erreur provient d'une opinion fausse, tandis que la passion provient d'une force irrationnelle en nous qui désobéit à la raison[1]. Toutes deux, selon leur signification courante, sont communément appelées erreurs : on dit qu'est dans l'erreur autant celui qui s'adonne à la licence que celui qui agit sous l'impulsion de la colère et que celui qui croit aux calomnies.

Chrysippe et de nombreux autres philosophes ont écrit des traités thérapeutiques sur les passions de l'âme[2] ; en outre, Aristote ainsi que ses disciples en ont parlé, et avant eux Platon[3]. Il vaudrait mieux les étudier chez ces auteurs, comme je l'ai fait moi aussi. Puisque tu m'y incites, je t'exposerai brièvement dans ce premier traité tous les points importants dans l'ordre que tu as déjà entendu lorsque tu t'es informé sur le livre écrit par Antonios.

2 Qu'il est probable de tomber dans l'erreur même si nous n'avons pas l'impression de nous tromper, on peut l'inférer à partir de ce qui suit : nous voyons que tous les hommes se considèrent soit comme totalement infaillibles, soit comme se trompant sur des points mineurs, peu nombreux et peu fréquents, et que cela arrive surtout à ceux que les autres estiment les plus sujets à l'erreur. Quant à moi, si ailleurs aussi j'ai quelque expérience, j'en ai dans ce domaine une très grande. J'ai remarqué que ceux qui s'en remettent à d'autres pour une appréciation du genre d'homme qu'ils sont tombent rarement dans l'erreur ; en revanche, j'ai vu que ceux qui se considèrent eux-mêmes comme excellents, sans permettre un jugement à autrui, se trompent souvent et grandement. Ainsi, ce qu'en tant qu'adolescent je considérais comme faisant l'objet de vaines louanges (il s'agissait de la sentence pythique exhortant à se connaître soi-même, qui à mes yeux n'était pas très sévère) me parut par la suite digne d'être loué. En effet, seul l'homme très sage peut se connaître lui-même à fond ; les autres ne peuvent se connaître qu'approximativement : les uns plus, les autres moins. Car, dans la vie tout entière et pour chaque art, n'importe qui est capable de discerner les grands excès et différences dans les choses, alors que seuls les hommes sensés et habiles sont capables de distinguer les petits ; il en va de même pour les erreurs et les passions. Quiconque, irrité par des peccadilles, mord violemment ses serviteurs et les roue de coups, sera visiblement dans un état de passion, de même que celui qui s'adonne aux beuveries, aux courtisanes et aux banquets. Mais il n'est pas aussi évident d'attribuer au genre des passions le trouble modéré de l'âme lors d'une grande perte d'argent ou d'un déshonneur, ou encore le fait de manger très improprement des gâteaux. Mais cela aussi devient patent pour qui s'est préalablement exercé et a acquitté son âme de ce qu'il fallait pour en corriger toutes les passions ; c'est même un plus grand défaut de ne pas chercher à les éviter du fait qu'elles sont petites.

Quiconque en effet désire devenir un homme de bien doit comprendre ceci : il ignore nécessairement une grande partie de ses propres erreurs. Je suis capable de lui dire comment il pourrait les trouver toutes, puisque je l'ai fait moi-même, et pourtant je ne le dirai pas encore, car ce livre pourrait tomber une fois dans les mains d'autres personnes. Que ces derniers s'exercent d'abord à trouver une voie de connaissance de leurs propres erreurs. De même que je t'ai demandé de me dire ta propre opinion et que je me suis tu jusqu'à ce que tu l'aies déclarée, de même je prierai maintenant celui qui consulte ce traité de le mettre de côté et de chercher comment on pourrait reconnaître que l'on est soi-même dans l'erreur.

Nous portons deux besaces attachées à notre cou, comme dit Ésope, l'une devant avec les choses des autres, l'autre derrière avec les nôtres[4] ; c'est pourquoi nous voyons toujours celles des autres, et sommes incapables de voir celles qui nous sont propres. Et tous acceptent ces propos comme la vérité. Platon a même fourni la cause d'un tel phénomène. Il dit en effet que celui qui aime est aveugle face à l'objet aimé[5]. Si précisément chacun de nous s'aime lui-même plus que tout autre, il sera nécessairement aveugle envers soi-même. Comment donc verra-t-il ses propres travers ? Et comment saura-t-il qu'il commet une erreur ? La fable d'Ésope et les propos de Platon semblent montrer que la recherche de ses propres erreurs est beaucoup plus désespérée. S'il est impossible de se détacher de l'amour pour soi-même, celui qui aime sera nécessairement aveugle face à l'objet aimé.

Si la chose n'était pas difficile, je ne conseillerais moi non plus certainement pas au lecteur de ce livre d'examiner lui-même la manière de trouver ses propres erreurs, même s'il y a déjà très longuement réfléchi. J'exprime donc mon opinion, parce que, au cas où quelqu'un trouve lui-même une autre voie, l'avantage sera plus grand pour lui s'il suit aussi la mienne ; il aura en effet trouvé non pas une seule, mais deux voies de salut. Sinon, qu'il continue à utiliser la mienne jusqu'à ce qu'il en trouve une autre qui soit meilleure. Quelle est donc la mienne ? Il est déjà temps de le dire, en commençant ainsi mon exposé.

3 Du fait que les erreurs proviennent d'une opinion fausse, alors que les passions proviennent d'un élan irrationnel, j'ai considéré qu'il fallait me libérer moi-même d'abord des passions. Il est vraisemblable qu'à cause de celles-ci aussi nous nous forgeons en quelque sorte de fausses opinions. Ainsi, les passions de l'âme — tout le monde le sait — sont l'emportement, la colère, la crainte, le chagrin, l'envie et le désir excessif. À mon avis, c'est aussi une passion que d'en arriver à aimer ou haïr excessivement une chose, quelle qu'elle soit. Cet adage : « la juste mesure est la meilleure des choses »[6], semble en effet correct, car rien de ce qui n'a pas de mesure n'est beau.

Comment donc pourrait-on les éradiquer si

l'on n'est pas préalablement conscient de les avoir ? Or, comme nous le disions, il est impossible d'en avoir conscience puisque nous nous aimons avec excès. Pourtant, si cet argument ne t'autorise pas à te juger toi-même, il te permet néanmoins de juger un autre que tu n'aimes ni ne hais. Si donc, de quelqu'un dans la cité [qui ne sait ni aimer ni haïr], tu entends que nombreux sont ceux qui le louent parce qu'il ne flatte personne, fréquente-le et juge par ta propre expérience s'il est tel qu'on le dit. Sache que sa réputation d'homme absolument sincère est vaine, si tu constates tout d'abord qu'il court sans cesse les maisons des riches et des plus puissants, voire celles des souverains — car de telles flatteries sont suivies par le mensonge —, puis si tu le vois saluer de telles gens, les escorter ou banqueter avec elles. En effet, en choisissant une telle vie, non seulement il n'est pas sincère, mais il a aussi nécessairement tous les vices, parce qu'il recherche la richesse, le pouvoir, les honneurs ou la gloire — ensemble ou séparément. En revanche, celui qui ne salue ni n'escorte ni ne banquette avec les riches ou les plus puissants et qui mène une vie disciplinée, efforce-toi, dans l'espoir qu'il soit sincère, de le connaître plus en profondeur, d'apprendre qui il est — c'est le résultat d'un commerce de plusieurs années. Et si tu trouves qu'il est ainsi, converse une fois seul à seul avec lui, en l'invitant à te déclarer aussitôt s'il constate en toi l'une des passions susdites, parce que tu lui en sauras le plus grand gré et le tiendras pour un sauveur plus encore que s'il t'avait sauvé le corps d'une maladie. S'il a promis de te révéler dans quel cas il te voit en proie à l'une des passions susdites, puis, s'il ne dit rien après plusieurs jours où il t'a côtoyé, alors fais-en le reproche à cet homme et prie-le de nouveau avec encore plus d'insistance qu'auparavant de t'indiquer aussitôt ce qu'il te voit faire en état de passion. Et s'il te répond que c'est pour n'avoir rien observé de tel en toi dans l'intervalle qu'il n'a rien dit, n'en sois pas tout de suite convaincu et ne crois pas non plus être devenu d'un coup exempt d'erreurs. Pense plutôt à l'une des raisons suivantes : ou bien, par nonchalance, l'ami convié par toi n'était pas attentif, ou bien, par pudeur, il s'est tu pour ne pas te blâmer, ou bien, sachant que pour ainsi dire tous les hommes haïssent d'ordinaire ceux qui disent la vérité, il ne voulait pas être haï ; si ce n'est pas pour ces raisons-là, peut-être s'est-il tu parce qu'il ne voulait pas te rendre service, ou [peut-être] pour quelque autre raison que nous ne pouvons louer. De fait, il t'est impossible de ne point commettre d'erreur ; fais-moi confiance maintenant et tu me loueras par la suite si tu observes tous les hommes chaque jour commettre des milliers d'erreurs et agir en état de passion sans pour autant le remarquer eux-mêmes. Ainsi, ne pense pas non plus que tu es autre chose qu'un homme. Tu peux considérer que tu es davantage qu'un homme si tu te persuades que tu as bien agi en tout, non pas même pendant un mois, mais pendant un seul jour !

Si tu aimes la contradiction, — que tu sois devenu tel par choix ou par une vile habitude, ou que par nature tu sois querelleur —, peut-être diras-tu, d'après l'argument que j'ai fourni maintenant, que le sage est davantage qu'un homme. À cet argument tien, oppose le nôtre, qui est double : le premier veut que seul le sage soit exempt d'erreurs en tout, le deuxième, consécutif à celui-ci, que le sage, s'il est exempt d'erreurs, ne soit pas un homme sous ce rapport. C'est pourquoi tu entendras les philosophes les plus anciens dire que la sagesse est assimilation au divin[7]. Mais toi, tu ne saurais jamais devenir subitement comparable à un dieu. Si l'on ne croit pas que ceux qui toute leur vie se sont exercés à l'absence de passions l'ont totalement atteinte, cela vaudra d'autant plus pour toi, qui ne t'y es jamais exercé. Ne te fie donc pas à celui qui dit qu'il ne t'a jamais vu agir en état de passion ; crois plutôt que s'il parle ainsi, c'est soit parce qu'il ne veut pas t'être utile, soit parce qu'il préfère ne pas prêter attention à tes mauvaises actions, soit parce qu'il se garde d'être haï par toi. Il se peut aussi qu'il t'ait déjà vu pester contre quelqu'un qui aurait réprouvé tes erreurs et tes passions, et que très naturellement il se taise, ne croyant pas que tu es sincère lorsque tu dis vouloir connaître chacune de tes erreurs. Mais si au départ tu acceptes en silence d'être délivré de tes actes commis en état de passion, tu trouveras peu après de nombreuses personnes prêtes à te corriger avec sincérité, davantage encore si tu sais gré à celui qui t'a adressé des reproches de t'avoir affranchi de ton tort. Tu ressentiras un grand profit du fait même d'examiner à fond si les reproches qu'il t'a adressés étaient sincères ou faux ; puis, si tu agis continuellement ainsi, tu deviendras celui que tu as choisi de devenir vraiment : un homme de bien.

Dans le premier temps donc, si même après un examen approfondi, tu trouves que l'on t'a accusé à tort et de façon vexante, n'essaie pas de te convaincre que tu n'as point commis d'erreurs ; au contraire, ton premier sujet de méditation devra être de supporter la vexation. Par la suite, lorsque tu te seras aperçu que tes passions sont suffisamment réprimées, tente de te défendre contre celui qui te vexe, et, sans jamais manifester d'amertume ni te montrer péremptoire ou querelleur, ne cherche pas à l'abaisser, mais n'aie en vue que ton propre profit. S'il répond d'une manière plausible à ton objection, soit tu seras convaincu qu'il a une meilleure connaissance que toi, soit, après une recherche poussée, tu te trouveras hors d'atteinte de ses accusations. Zénon du moins jugeait qu'il fallait agir en tout avec sûreté, comme si nous devions peu après nous défendre face à des pédagogues : c'est ainsi qu'il nommait ces si nombreuses personnes prêtes à réprouver leurs proches alors que personne ne les y invite.

Il importe que celui qui écoute ne soit ni riche ni investi d'un rang officiel[8] : la crainte empêchera quiconque de dire la vérité à l'un de ceux-ci, de même que l'intérêt empêchera les flatteurs de la dire aux riches. Et même si l'un de ces derniers se montre sincère, il se tient à distance des flatteurs. Ainsi donc, si quelqu'un de très puissant ou de très riche désire devenir homme de bien, il lui faudra d'abord abandonner tout cela, et surtout maintenant où il ne trouvera pas un Diogène capable de lui dire la vérité, fût-il richissime ou monarque[9].

Mais ceux-ci décideront pour eux-mêmes. Quant à toi, qui n'es ni riche ni influent dans la cité, permets à tous de te dire ce qu'ils te reprochent, ne t'irrite contre personne et ainsi, comme le disait Zénon, tiens quiconque pour un pédagogue[10]. Certes, je ne pense pas que tu doives prêter une attention égale aux propos de tous ; fais-le surtout à l'égard des vieillards qui ont vécu excellemment. Lesquels sont ceux qui vivent excellemment, je l'ai dit un peu plus haut. Avec le temps, tu reconnaîtras et apprendras sans leur aide combien grandes étaient autrefois tes erreurs. Alors tu t'apercevras à quel point je suis dans le vrai lorsque j'affirme que personne n'est exempt de passions ni d'erreurs, fût-il très doué ou élevé dans les meilleures manières, mais que l'on se trompe de toutes façons, surtout lorsqu'on est encore jeune.

4 Chacun de nous doit s'exercer presque toute sa vie pour devenir un homme parfait. Il ne faut donc pas renoncer à s'améliorer, quand bien même, devenu quinquagénaire et corrompu dans son âme, on sentirait que le dommage n'est ni incurable ni irréparable. En effet, même si, à l'âge de cinquante ans, notre corps était dans une mauvaise disposition, nous ne devrions pas le livrer à la mauvaise santé, mais en tout cas nous efforcer de le rendre meilleur, quoiqu'il soit impossible d'avoir la bonne santé d'Héraclès. Ne renonçons donc pas non plus à améliorer notre âme. Et si nous ne pouvons avoir celle du sage, nous pouvons pourtant espérer fortement y parvenir, si dès notre adolescence nous avons pris soin de notre âme ; sinon, veillons au moins à ne pas devenir aussi laid dans notre âme que Thersite dans son corps[11]. Supposons qu'au moment de naître nous puissions rencontrer celui qui veille sur notre naissance et lui demander de nous accorder le corps le plus noble, et supposons qu'il refuse. À coup sûr, nous lui demanderions aussitôt d'avoir le deuxième ou le troisième ou le quatrième dans l'ordre de la bonne santé. On s'estimerait donc heureux d'avoir, à défaut du corps d'Héraclès, celui d'Achille, ou encore, à défaut de celui-ci, celui d'Ajax, de Diomède, d'Agamemnon ou de Patrocle, ou du moins, à défaut de ces derniers, celui de quelque autre héros admirable. Par conséquent, s'il est impossible d'obtenir la parfaite santé de l'âme, je crois que l'on accepterait de devenir le deuxième ou le troisième ou le quatrième à partir du sommet : cela n'est pas impossible pour qui a décidé d'y travailler longuement par un exercice soutenu.

Moi-même, adolescent encore, je m'y exerçais, lorsque je vis un homme s'empresser d'ouvrir une porte, et, n'y parvenant pas comme il le fallait, mordre la clé, frapper la porte du pied, injurier les dieux, les yeux furibonds tel un fou ; peu s'en fallait que l'écume lui sortît de la bouche comme les sangliers. Je pris alors l'emportement en horreur, si bien que l'on ne m'a plus vu me comporter avec inconvenance sous son effet. Il te suffira au début de ne pas injurier les dieux, ni de mordre ou frapper du pied les pierres et le bois, ni de lancer des regards féroces, mais de contenir et cacher ta colère en toi. Car il est impossible de devenir exempt de colère sitôt qu'on le désire ; tu peux en revanche contenir l'inconvenance propre à cette passion. Si tu arrives à le faire à plusieurs reprises, tu finiras par t'apercevoir toi aussi que tu te mets moins en colère qu'auparavant, de sorte que tu ne t'emportes ni pour de menues, ni pour de moyennes causes, mais pour les grandes seulement, et de façon minime. Il sera donc possible par la suite que même pour les grandes causes l'on se mette en colère de façon minime, si l'on se tient au principe que je m'étais prescrit adolescent encore, et auquel je me suis tenu toute ma vie, à savoir de ne jamais frapper de ma main les serviteurs — comportement exercé précisément par mon père. Celui-ci avait même réprouvé nombre de ses amis qui, en frappant leurs serviteurs aux dents, avaient rompu leur fouet ; il disait qu'à cause de leur accès de passion, ils méritaient d'être la proie de convulsions et même de mourir, alors qu'en attendant un peu, ils auraient pu, de leur férule ou de leur lanière, frapper à leur guise et agir ainsi avec réflexion.

D'autres frappent du poing, pire encore, du pied, arrachent les yeux et les transpercent d'un stylet, si un tel objet leur tombe sous la main. J'ai vu quelqu'un qui, sous l'effet de la colère, frappa son serviteur à l'œil avec un roseau qu'on utilise pour écrire. L'empereur Hadrien, dit-on, frappa un de ses serviteurs à l'œil avec un stylet. Ayant appris qu'à la suite de ce coup ce dernier avait perdu son œil, il le convoqua et l'invita à lui demander un cadeau en guise de réparation du dommage. Devant le silence de la victime, Hadrien à nouveau lui dit de prendre courage et de demander ce qu'il voulait. Le serviteur alors demanda son œil, rien d'autre. Quel cadeau en effet pourrait remplacer la perte d'un œil ?

Je vais aussi te rappeler ce qui m'est une fois arrivé, même si j'en ai souvent parlé[12]. Ayant quitté Rome, je voyageais avec un ami originaire de Gortyne en Crète, homme de valeur au reste — simple, amical, honnête, large dans ses dépenses quotidiennes —, mais colérique au point de frapper ses serviteurs de la main, parfois même du pied, plus souvent encore d'une lanière ou d'un bâton qui lui tombait sous la main. Quand nous arrivâmes à Corinthe, il décida d'envoyer par mer, de Kenkhrées jusqu'à Athènes, tous ses bagages et ses serviteurs, sauf deux d'entre eux, tandis que nous poursuivrions le voyage à pied par Mégare, après avoir loué un véhicule. Nous avions traversé Éleusis et nous nous trouvions du côté de la plaine de Thria lorsqu'il interrogea les serviteurs qui le suivaient au sujet d'un bagage. Ceux-ci ne purent répondre. Il s'emporta, et comme il n'avait rien d'autre pour frapper les deux jeunes hommes, il saisit un grand couteau revêtu de son fourreau, les frappa l'un et l'autre à la tête, non pas avec le plat — ce qui n'aurait pas causé de grand dommage — mais avec le tranchant de l'arme. Le fourreau se cassa sur-le-champ et provoqua une très grande et double plaie sur la tête de l'un et de l'autre ; en effet, il les avait frappés chacun deux fois. Quant il vit le sang couler intarissablement, nous abandonnant, il partit rapidement à pied vers Athènes pour ne pas assister à la mort de l'un de ses serviteurs. Nous les sauvâmes et les ramenâmes à Athènes. Quant à l'ami crétois, s'accusant grandement, il me prit par la main et m'emmena dans une maison ; me donnant une courroie, il se déshabilla et m'ordonna de le fouetter pour ce qu'il avait fait sous l'emprise de ce maudit emportement — ce sont là ses propres termes. Comme je me mis à rire, ce qui est bien naturel, il tomba à mes genoux en me priant de ne pas hésiter. Et bien sûr, plus il me pressait de le fouetter, plus il me faisait rire. Cela dura un bon moment ; je lui promis alors de lui donner des coups de fouet s'il accédait à une seule, une toute petite demande de ma part. Il accepta. Je le priai de prêter l'oreille à un discours que j'allais lui tenir, car telle était ma demande. Il promit de faire ainsi et je discourus longuement sur la manière d'éduquer la part irascible en nous, à savoir par la raison. Je lui fis la leçon, coup de fouet différent de celui qu'il avait demandé, et je m'en allai.

S'étant surveillé pendant une année, il devint bien meilleur. Quant à toi, si tu ne peux devenir bien meilleur, contente-toi pour la première année d'un progrès même petit vers le mieux. Si tu persévères en résistant à ta passion et en tempérant ton emportement, tu feras un progrès plus remarquable la deuxième année. Puis, si tu continues à te surveiller davantage encore la troisième, la quatrième, la cinquième année, et ainsi de suite, tu sentiras que ta vie a beaucoup gagné en dignité. En effet, alors que d'aucuns font tout pendant de longues années consécutives pour devenir bons médecins ou rhéteurs ou grammairiens ou géomètres, il serait honteux qu'à cause de la durée, tu te lasses de l'effort de devenir un homme de bien.

5 Par quoi donc commencer cet exercice ? Reprenons une fois encore (car pour ce qui est vraiment important, il n'est pas mauvais de répéter deux ou trois fois les mêmes choses) : il ne faut jamais corriger de sa propre main ses serviteurs fautifs. Moi-même, ayant appris que Platon s'était retenu face à un serviteur fautif et ayant jugé que c'était une bonne pratique, j'ai suivi une fois pour toutes sa leçon[13] ; de même, enjoins-toi de ne jamais frapper de tes propres mains un serviteur ni de charger un autre de le faire pendant que tu es en colère, mais remets cette punition au lendemain. Ton emportement passé, tu pourras juger avec plus de modération combien de coups il faut administrer à celui qui mérite la punition. Et même, n'est-il pas préférable d'agir par principe avec circonspection, et, en réclamant le fouet mais ne le corrigeant que verbalement, le menacer de ne plus pardonner dorénavant s'il commet à nouveau une erreur ? Il est clairement préférable que ce que tu veux faire, tu le fasses lorsque tu ne bouillonneras plus du fait de ton emportement, que tu seras sorti de ta folie irraisonnée et que tu auras trouvé, après mûre réflexion, ce qu'il faut faire. En effet, la colère ne le cède en rien à l'emportement, comme nous l'apprennent les actions des personnes emportées. Celles-ci font toute chose en frappant de la main ou du pied, déchirant leurs habits, lançant des regards confus, au point que, comme je l'ai dit, elles se mettent en colère contre les portes, les pierres et les clés, brisant les unes, mordant et frappant les autres.

Peut-être diras-tu que ce sont là des actes de véritables fous, et que les tiens sont ceux d'un homme sensé. J'avoue que ceux qui frappent de leur propre main leurs serviteurs sont moins fautifs que ceux qui mordent ou frappent du pied les pierres, les portes et les clés, mais je suis convaincu qu'infliger un mal irrémédiable à un homme est le fait d'une certaine folie ou d'un animal privé de raison et sauvage. Seul l'homme, en comparaison des autres animaux, a le privilège de raisonner ; or, s'il rejette ce privilège et cède à l'emportement, il vit comme un animal, et non comme un homme.

Ne crois pas toutefois qu'être un homme sensé consiste uniquement à éviter de frapper du pied, de mordre et de transpercer ses proches. Un tel homme n'est plus un animal sauvage, mais n'est pas encore un homme sensé : il est à mi-chemin entre celui-ci et la bête sauvage. Te suffit-il de ne plus être une bête sauvage sans te soucier de devenir un homme de bien ? Ou préfères-tu, puisque tu n'es plus une bête sauvage, ne plus demeurer insensé et irraisonné ? Tu ne seras plus tel, si, sans jamais t'asservir à l'emportement, mais, te servant toujours du raisonnement, tu fais tout ce qui te paraît le meilleur après un examen sans passion. Comment donc en arriver là ? En t'accordant toi-même la plus haute estime, dont il n'est pas possible d'imaginer qu'il y en ait de supérieure. Être exempt de colère alors que tous les hommes sont en colère, qu'est-ce sinon se montrer meilleur qu'eux ? Mais toi, peut-être désires-tu que l'on te croie meilleur, sans que tu veuilles l'être réellement, comme si quelqu'un souhaitait que l'on croie son corps en bonne santé, alors qu'il est malade en vérité. Ou ne crois-tu pas que l'emportement soit une maladie de l'âme ? Ou penses-tu que c'est sans raison que les anciens ont nommé maladies de l'âme le chagrin, la colère, l'emportement, le désir, la crainte ?

Quant à moi, voici ce qui me paraît meilleur : si l'on veut se tenir le plus possible à l'écart des passions susdites, il faut examiner tout d'abord, une fois levé de son lit et avant toute tâche quotidienne, s'il vaut mieux vivre asservi aux passions ou utiliser en toutes choses le raisonnement ; en second lieu, si l'on veut devenir homme de bien, il faut s'adresser à quelqu'un qui nous désigne chacun de nos actes n'ayant pas été accomplis correctement ; puis, il faut avoir à l'esprit chaque jour, à toute heure, cette opinion qu'il est préférable de s'estimer soi-même au nombre des hommes de bien — tâche dont il est impossible de venir à bout sans quelqu'un qui nous désigne chacune de nos erreurs —, et bien sûr considérer comme un sauveur et son plus grand ami celui qui dénonce chacune de nos fautes. Puis, s'il te semble qu'il t'accuse à tort, il convient d'apparaître exempt de colère, premièrement parce qu'il se peut que cette personne voie mieux que toi les erreurs que tu peux commettre, et deuxièmement parce que même s'il t'a calomnié à tort, il te pousse à examiner plus précisément ce que tu fais. Ce qui est le plus important, veilles-y toujours, si du moins tu as choisi de t'estimer toi-même : il s'agit d'avoir présentes à l'esprit la laideur de l'âme de ceux qui sont en colère, et la beauté de ceux qui sont exempts de colère. Il est difficile, pour celui qui s'est habitué pendant longtemps à l'erreur, d'effacer la trace de ses passions ; de même, il devra étudier pendant longtemps chacun des principes auxquels se tenir pour devenir un homme de bien. Nous oublions qu'ils s'échappent facilement de notre âme, du fait qu'elle s'est déjà remplie de passions. C'est pourquoi quiconque veut être sauvé ne doit pas relâcher un seul moment son attention ; il doit permettre à tous de le blâmer, les écouter avec indulgence et savoir gré, non pas à ceux qui le flattent, mais à ceux qui le réprimandent.

Que la porte de ta demeure soit toujours ouverte et que tes proches puissent entrer à tout moment, si tu t'es préparé de manière à être sûr que ceux qui entrent ne te trouveront pas sous l'empire d'aucune grande erreur. Il est difficile d'éradiquer la moindre erreur lorsqu'on ne le veut pas ; de même, il est très facile d'éradiquer les plus grandes lorsqu'on le veut. Si donc ta porte reste toujours ouverte, comme je l'ai dit, que tes proches soient autorisés à entrer à tout moment. En public, tous les hommes s'efforcent de se comporter avec décence ; fais-en de même dans ta propre maison. Ceux-là, surpris en train de commettre une erreur, éprouvent de la honte devant les autres seulement ; devant eux-mêmes, ils n'en éprouvent point. Quant à toi, éprouve de la honte envers toi-même, et obéis avant tout à celui qui dit :

« Aie avant tout honte de toi[14]. »

En agissant de la sorte, tu pourras un jour apprivoiser et calmer la faculté irrationnelle de ton âme irascible, comme on le fait d'une bête sauvage. Autrement, ne serait-il pas étonnant que les habiles cavaliers, recevant des chevaux indomptés et inutiles, les rendent en peu de temps dociles, alors que toi, qui n'as pas reçu un animal distinct de toi, mais possèdes en ton âme une force irrationnelle, avec qui ta raison cohabite pour toujours, tu es incapable de l'adoucir, sinon rapidement, du moins en une plus longue durée ?

6 L'écrit *Des caractères* en dit davantage sur la manière dont on pourrait la rendre meilleure, sans pour autant réprimer sa force — de même qu'avec les chevaux et les chiens que nous utilisons — mais, comme dans leur cas, en en exerçant la docilité[15]. Dans cet écrit, il t'est fort bien expliqué donc comment se servir de la faculté de l'âme irascible comme d'une alliée contre l'autre, celle que les anciens philosophes appelaient concupiscible parce qu'elle est portée de façon irraisonnée vers les plaisirs que procure le corps. Si l'homme qui manque à la décence sous l'emprise de l'emportement offre un vilain spectacle, il en va de même lorsqu'il est sous l'emprise du désir érotique, de la gloutonnerie, de l'ivrognerie ou de la gourmandise, effets et passions de la faculté concupiscible, qui ne siéent pas au cheval ou au chien, comme je l'ai dépeint pour l'âme irascible, mais à un sanglier violent, à un bouc, ou à une autre bête sauvage qu'on ne peut apprivoiser. C'est pourquoi il n'y a point d'éducation de la faculté concupiscible comparable à la docilité de l'irascible ; ce que les anciens appelaient « châtiment » offre une certaine analogie avec elle. Le châtiment de cette même faculté réside dans le fait de ne pas lui fournir la jouissance de ce qu'elle désire ; car c'est dans la jouissance qu'elle se fortifie et s'agrandit, alors que châtiée, elle diminue et s'affaiblit, parce qu'elle suit le raisonnement par faiblesse et non par docilité. Ainsi donc, même chez les hommes, on voit que les moins bons suivent les meilleurs, soit par contrainte, comme les enfants ou les serviteurs, soit en obéissant de plein gré, comme ceux qui sont bons par nature.

Les Anciens donnaient ainsi habituellement la définition suivante de ceux qui ne sont pas disciplinés : est indiscipliné l'homme dont la faculté raisonnante n'a visiblement pas châtié la faculté concupiscible. Nous avons dans notre âme deux facultés irrationnelles, l'une dont l'activité consiste à s'emporter sur-le-champ et se mettre en colère contre ceux qui semblent avoir commis une faute à notre égard ; et aussi à éprouver pendant longtemps du ressentiment : signe d'autant plus évident de la passion de l'emportement que ce ressentiment perdure. Puis, il y a une autre faculté irrationnelle en nous qui se précipite vers les choses qui paraissent agréables, avant d'examiner si elles sont utiles et belles, ou nuisibles et mauvaises. Efforce-toi de contenir la véhémence de celle-ci, avant qu'elle ne s'accroisse et ne devienne presque invincible. Tu ne pourras alors plus la maîtriser, même si tu le veux, et tu diras par la suite, comme je l'ai entendu d'un amoureux, que tu veux la supprimer mais que tu n'y parviens pas : tu nous prieras en vain, comme l'homme en détresse, de t'aider et d'éradiquer ta passion. Car, du fait de leur grandeur, quelques-unes des passions du corps sont incurables. Mais toi, tu n'y as peut-être jamais songé. Il vaut donc mieux que tu y songes maintenant et que tu examines à fond si je suis dans le vrai lorsque j'affirme qu'en s'accroissant, la faculté concupiscible nous précipite souvent dans un désir incurable, non seulement des beaux corps et des plaisirs de l'amour, mais aussi de la gourmandise, de la gloutonnerie, de l'ivrognerie et de la dépravation contre nature, ou bien si je me trompe en cela comme en d'autres de mes propos antérieurs.

Considère que ce que j'ai dit jusqu'ici au sujet de l'emportement vaut également pour les autres passions. Tout d'abord, qu'il faut en confier à d'autres le diagnostic, et non à nous-mêmes. Puis, que ce n'est pas au premier venu d'y veiller, mais à des vieillards unanimement reconnus comme hommes de bien, et que nous avons de plus éprouvés nous-mêmes comme exempts, en ces occasions, de toute passion. Puis encore, lorsque ceux-ci nous signalent quelqu'une de nos erreurs, qu'il ne faut pas se montrer irrité, mais leur en savoir gré, et qu'il faut se remémorer cela chaque jour, si possible plusieurs fois, ou à défaut en tout cas à l'aube, avant de commencer ses activités, et le soir, avant de se coucher. Sois sûr que moi aussi j'ai pris l'habitude, deux fois par jour, de lire d'abord, puis de prononcer oralement les exhortations attribuées à Pythagore.

En effet, il ne suffit pas d'exercer seulement l'insensibilité à la colère, mais il faut s'abstenir aussi de la gourmandise, de la débauche, de l'ivrognerie, de l'indiscrétion et de l'envie. Dès lors, qu'un autre nous surveille, pour que nous ne soyons pas surpris comme les chiens en train de nous gaver de nourriture, ni qu'à l'instar de ceux qui sont brûlés d'une fièvre continue, nous avalions une boisson froide plus avidement qu'il ne convient à un homme sérieux. La faim ne permet pas que l'on se gave avec violence et insatiabilité, ni la soif que l'on vide la coupe d'un trait ; encore moins la gourmandise que l'on goûte davantage que les convives présents aux gâteaux ou à une autre friandise. Mais au début de tous ces actes, nous devons inviter les autres à nous surveiller et nous signaler là où nous sommes dans l'erreur ; par la suite, nous nous surveillerons même sans pédagogue et nous serons attentifs à prendre moins de nourriture que tous les autres convives et à éviter les friandises, mangeant avec mesure des mets conformes à la santé.

Après quelque temps, je voudrais que tu ne regardes même plus tes convives. Car manger et boire de façon plus contrôlée que ces derniers n'est pas une grande affaire. Si tu as vraiment appris à t'estimer toi-même, demande-toi si tu as mené une vie plus contenue hier qu'aujourd'hui. Agissant ainsi, tu sentiras de jour en jour que tu t'abstiens plus facilement de ce dont j'ai parlé ; et si tu es réellement un amoureux de la tempérance, tu sentiras ton âme s'emplir d'un vif plaisir. Car on se réjouit d'avancer dans les choses que l'on aime. C'est pourquoi l'on voit les ivrognes se divertir lorsqu'ils surpassent leurs compagnons dans la boisson, les gloutons prendre un vif plaisir devant une abondance de mets, de même que les gourmands devant les gâteaux, fritures et petits plats. J'en ai connu qui s'enorgueillissaient du nombre de leurs conquêtes amoureuses.

C'est pourquoi, de même que ceux-ci s'exercent à atteindre l'extrême dans l'objet de leur zèle, nous aussi devons rechercher avec zèle l'extrême de la tempérance. Or, si nous voulons agir dans ce sens, nous ne nous comparerons pas avec des indisciplinés ; nous ne nous contenterons pas d'avoir plus de contrôle de soi et de tempérance que ces derniers. Nous nous disputerons d'abord avec ceux qui recherchent la même chose que nous, afin de les surpasser (ce qui est une noble dispute), et ensuite nous surpasser nous-mêmes <...>* si bien qu'après un long usage, nous trouverons du plaisir à nous nourrir de ce qui est le plus sain et le plus facile à trouver, nous souvenant que parmi les proverbes bien dits, il y a le suivant : « Choisis la meilleure existence, l'habitude la rendra agréable[16]. »

Lorsque je t'invitais à contenir ton emportement, tu avais comme preuve de l'utilité de cet exercice le fait de ne plus ressentir l'emportement ; de même, prends pour preuve de tempérance le fait de ne plus désirer les choses les plus plaisantes. La voie qui y mène passe par le contrôle de soi. Le modéré l'emporte sur celui qui ne peut se contrôler en ce qu'il ne désire même pas les friandises, soit par l'effet d'un long usage, soit par le contrôle de soi, dont le nom même indique qu'il provient du contrôle et de la victoire sur les désirs. La voie, au début, est rude et laborieuse, comme du reste dans tout

* Nous signalons ainsi une lacune du texte.

exercice à de nobles conduites. Si donc tu veux acquérir la vertu contre le vice, ou la tranquillité de l'âme contre les chatouillements du corps, exerce-toi de la manière dont j'ai parlé, en progressant vers la tempérance par le contrôle de soi. Si par contre tu désires mépriser la vertu et te laisser chatouiller sur tout le corps, alors abandonne ce traité. En effet, celui-ci n'est pas une exhortation à la vertu, mais montre à ceux qui sont déjà décidés la voie par laquelle on peut y accéder. Puisque ce traité est divisé en une partie portant sur la capacité de chacun de nous à établir un diagnostic sur soi-même, et une autre portant sur la correction de nos erreurs sur la base d'un tel diagnostic, il ne s'agit pas de parler de cette dernière partie, mais du diagnostic de nos propres erreurs. Du fait que les débutants ne sont pas capables de les diagnostiquer, nous leur imposerons d'autres surveillants ; à ceux qui s'y exercent, nous leur imposerons d'être leurs propres surveillants, parce qu'ils sont capables de se rendre compte de quelles erreurs et passions ils se sont délivrés, et de ce qui leur reste à faire pour y arriver. Je répéterai maintenant ce que j'ai l'habitude de dire en toute occasion : il y a une manière de se connaître soi-même qui est la chose la plus difficile qui soit, une autre qui est la plus facile. Si l'on veut vraiment s'estimer soi-même, c'est chose très difficile[17].

7 C'est donc à ceux qui sont bien décidés que je propose tout ce qui a été dit et ce qui sera dit par la suite. Il y a peut-être d'autres voies pour devenir un homme de bien, mais comme je n'ai pas su les trouver, j'ai suivi celle-ci toute ma vie, je l'ai généreusement montrée aux autres en les priant de me rendre le même service et de m'enseigner une autre voie, s'ils en connaissaient une. Toutefois, jusqu'à ce que nous en rencontrions une autre, restons dans celle-ci, qui est la voie commune du diagnostic et du traitement de toutes choses. En effet, tant l'amour de la querelle que celui de la gloire ou du pouvoir sont des passions de l'âme. L'insatiabilité l'est dans une moindre mesure, mais demeure aussi une passion. Et que dire au sujet de l'envie ? Elle est le pire des maux. J'appelle envie le fait de se chagriner devant la fortune d'autrui. Tout chagrin est aussi une passion, mais l'envie en est la pire, qu'elle soit une passion ou un genre se rapprochant du chagrin. Pour toutes ces passions, la voie commune de guérison est celle dont j'ai parlé auparavant. Il faut observer ce qui est hideux et que l'on doit éviter chez ceux qui en sont violemment affectés, car en eux la hideur est flagrante. Le fait que nous ne la voyons pas sur nous-mêmes ne doit pas nous persuader qu'elle n'existe pas. Celui qui aime est aveugle quant à l'objet de son amour. Certains défauts passent inaperçus et sont négligés à cause de leur petitesse, alors qu'il est impossible de les méconnaître sur d'autres à cause de leur grandeur. Il convient de trouver quelque vieillard capable de les voir, le prier de tout révéler franchement et, après qu'il en a signalé un, lui en savoir aussitôt gré ; puis, l'ayant quitté, réfléchir dans la solitude, se réprouver soi-même, et s'efforcer d'extirper la passion, non seulement jusqu'à ce qu'elle ne soit plus visible aux autres, mais au point de ne pas même en laisser la racine dans son âme. Sinon elle repousse, abreuvée par la méchanceté des passions conjointes. C'est pourquoi nous-mêmes devons être attentifs à chacune des passions, pour déceler si dans notre âme il en est une de celles que nous observons chez autrui. Et il faut l'extirper avant qu'elle n'arrive au terme de sa croissance et ne devienne incurable.

La plupart dédaignent toutes les autres passions de l'âme, les remarquant pourtant lorsqu'ils voient d'autres en souffrir. Mais le chagrin pour tous est un mal, comme l'est la douleur dans le corps.

Un jeune homme de mon proche entourage était importuné par des futilités. S'en étant un soir rendu compte, il se présenta chez moi au petit matin et me raconta qu'il était resté éveillé toute la nuit en pensant à cette affaire : il s'était alors rappelé que les plus grandes choses ne m'importunaient pas autant que lui les futilités. Il voulait savoir comment j'étais parvenu à ce résultat : était-ce par l'exercice, par quelque doctrine, ou étais-je né ainsi ? Je lui dis alors la vérité. Je déclarai que la nature est très influente dans l'enfance en toutes choses, ainsi que l'assimilation à notre entourage ; plus tard, ce sont les doctrines et l'exercice. Que d'ailleurs nos natures diffèrent à l'infini, il est possible de le constater clairement sur les enfants que nous pouvons observer. Nous en voyons qui sont toujours gais, alors que d'autres sont sombres ; les uns prêts à rire à tout propos, les autres à pleurer au moindre prétexte. De même, les uns partagent tout, les autres s'emparent de tout ; les uns s'emportent violemment à propos des moindres choses, si bien qu'ils mordent leurs proches, les frappent du pied, les repoussent à coups de pierre ou de bâton lorsqu'ils croient avoir été traités injustement, les autres sont placides et calmes, ne se mettent pas en colère ni ne pleurent à moins que l'injustice fût grande. Ainsi, Eupolis fait répondre Aristide le Juste[18] — à qui l'on avait posé la question : « Par quelle circonstance es-tu devenu si éminemment juste ? » — de la manière suivante : « La nature fut la plus importante ; par la suite, je me suis moi aussi empressé de la seconder[19]. » La nature des jeunes est donc encline non seulement au chagrin mais aussi à l'emportement et à la gourmandise : c'est essentiellement ces sujets que j'ai traités jusqu'à présent. En plus de ce qui a été dit, on peut observer que quelques enfants sont impudents, d'autres respectueux, les uns doués d'une bonne mémoire, d'autres pas, d'autres encore oublieux, les uns assidus à l'étude, les autres négligents et nonchalants ; parmi les enfants assidus, il y en a qui sont prompts à se réjouir de l'éloge de leur maître, d'autres qui sont intimidés par ses reproches et quelques-uns par la crainte des coups. Il en va de même pour les nonchalants : chacun peut avoir des raisons différentes d'être tel.

En conséquence, à partir de ce que tous les hommes peuvent observer sur les enfants, on les qualifie de pudiques ou d'impudents. Selon le même principe, on dit d'eux qu'ils sont ambitieux et recherchent la beauté, ou qu'ils sont sans ambition et indifférents à la beauté, voire lâches ou bravant les coups, et d'autres noms semblables selon leur nature. De même voyons-nous certains enfants menteurs par nature, d'autres sincères, ou posséder de nombreuses autres différences de caractère, sur lesquelles il n'est, à juste titre, pas nécessaire de discourir maintenant. Quelques-uns acceptent très facilement une bonne éducation, d'autres n'en profitent pas du tout. Il ne faut pas pour autant négliger les enfants, mais les élever dans les meilleurs usages. Car si leur nature tire profit de notre sollicitude, ils deviendront probablement des hommes de bien ; et sinon, nous n'aurions rien à nous reprocher. L'éducation des enfants ressemble un peu à la culture des plantes. Dans ce domaine, le cultivateur ne saurait jamais faire pousser une grappe sur une ronce : car la nature de cette dernière par principe n'accepte pas un tel accomplissement. Si en revanche il néglige des vignes prêtes en elles-mêmes à fructifier, les laissant à la seule nature, elles porteront des fruits de mauvaise qualité ou même n'en porteront point. Il en va de même pour les animaux : si tu élèves un cheval, il te sera très utile ; si c'est un ours, même s'il paraîtra apprivoisé, cette constitution ne sera pas stable ; si c'est une vipère ou un scorpion, ils ne pourront même pas paraître apprivoisés.

8 Quant à moi, je ne puis dire quelle était ma nature. (Il est en effet difficile de se connaître soi-même, même pour les hommes accomplis, à plus forte raison pour les enfants.) J'ai eu le grand bonheur d'avoir un père exempt de toute colère, extrêmement juste, honnête et bienveillant, mais une mère si colérique qu'elle mordait ses servantes, criait toujours et se disputait avec mon père plus que Xanthippe avec Socrate. En comparant les nobles actions de mon père aux honteuses passions de ma mère, je conçus le dessein d'embrasser et d'apprécier les unes, de fuir et de haïr les autres. Je voyais là une très grande différence entre mes parents : de même je voyais mon père ne jamais manifester son chagrin lors d'un désagrément, quel qu'il soit, alors que ma mère était importunée par les moindres peccadilles. Tu sais sans doute toi aussi que les enfants imitent ce qui leur cause du plaisir, et fuient ce qu'ils considèrent comme déplaisant.

Voici donc l'éducation que je reçus de mon père. Lorsque j'eus accompli ma quatorzième année, je suivis l'enseignement des philosophes de ma cité, surtout d'un stoïcien disciple de Philopator, et aussi d'un platonicien élève de Gaios, mais pendant peu de temps : il avait en effet peu de loisir, ayant été appelé à des tâches politiques par ses concitoyens, à qui seul il paraissait être juste, au-dessus des intérêts pécuniaires, accessible et amène. Là-dessus vint un autre de nos concitoyens, élève d'Aspasios le péripatéticien, après un long voyage à l'étranger, et après lui, d'Athènes, un autre Épicurien. Mon père examinait pour chacun d'eux leur vie et leurs doctrines, en allant les visiter avec moi. Lui-même était surtout instruit en géométrie, en arithmétique, en architecture et en astronomie. Puisqu'il se plaisait à parler à la manière des démonstrations géométriques <...> que l'enseignant utilise. Pour cette raison, il ne fallait pas qu'il y ait de désaccord entre mes maîtres au sujet des sciences nobles, de la même manière que les anciens étaient d'accord au sujet des arts susmentionnés, dont les premiers sont la géométrie et l'arithmétique[20]. « De même, disait-il, il ne convient pas que tu te réclames ouvertement d'une secte ; mais tu dois longtemps les étudier et les juger. Ainsi, les sciences que tous les hommes louent, et que tous les philosophes s'accordent à trouver enviables, il faut les exercer dès maintenant et tout au long de la vie. Je t'exhorte à les apprendre, en te fortifiant et en aspirant à la justice, la tempérance, le courage et le bon sens. Tous louent en effet de telles vertus, même s'ils se rendent compte qu'ils n'en possèdent aucune. Aux yeux des autres, ils s'efforcent d'apparaître courageux, modérés, sensés et justes ; en revanche, ce qu'ils cherchent réellement, c'est d'être à l'abri du chagrin, même s'il n'en paraît rien à autrui. Voilà donc la vertu que tu dois exercer avant tout. C'est elle, plus que les autres, que chacun recherche. »

Voilà, disais-je, les instructions que j'ai reçues de mon père et que j'ai observées jusqu'à présent ; je ne me suis réclamé d'aucune secte, mais je les examine toutes avec le plus grand soin, et j'ai gardé un sang-froid inaltérable devant les incidents qui surviennent chaque jour de la vie, comme je voyais mon père le faire. Il n'y a donc pas de perte quelconque qui puisse me chagriner, à moins de perdre tous mes biens (ce dont je n'ai encore jamais fait l'expérience) : mon père m'a habitué à dédaigner la gloire et les honneurs et à n'honorer que la seule vérité. La plupart, je les vois se chagriner lorsqu'ils estiment être déshonorés par quelqu'un, ou lorsqu'ils perdent de l'argent. A cet égard donc, disais-je, tu ne m'as jamais vu ressentir de chagrin, dans la mesure où je n'ai pas jusqu'à présent subi de perte telle que ce qui me restait ne me permette plus de veiller à la santé de mon corps, ni éprouvé de déshonneur, comme dans le cas des membres du conseil qui ont été déchus de leur rang. Si j'entendais d'aucuns me blâmer, je leur opposerais ceux qui me louent, car j'estime que désirer les éloges de tous les hommes ressemble au fait de tout vouloir posséder. D'après moi, disais-je, et tu seras bientôt du même avis, je suis totalement à l'abri du chagrin pour n'avoir pas subi de grand mal jusqu'à présent : je ne fus privé ni de tous mes biens ni de mon honneur. Ainsi, la mort d'un bœuf, d'un cheval ou d'un serviteur ne suffit pas à me chagriner, car je garde en mémoire les préceptes de mon père, à savoir ne pas se chagriner pour une perte de biens tant qu'il reste de quoi prendre soin de son corps. Selon lui, le premier seuil de la fortune était de ne pas avoir faim, froid ou soif. Si l'on possède plus de biens qu'il ne convient pour cela, il faut s'en servir, disait-il, pour de nobles actions. Or, jusqu'à présent je possède de quoi entreprendre même de telles actions. Je sais, disais-je, que tu possèdes une fortune double de la mienne et que tu es estimé dans notre cité ; de sorte que je ne vois pas quelle raison tu aurais d'éprouver du chagrin, sinon l'insatiabilité. Contre celle-ci, exerce-toi selon les propos que j'ai énoncés, souviens-t'en, médite-les toujours et examine si je dis la vérité, jusqu'à ce que tu en sois convaincu comme du fait que deux et deux font quatre.

9 Considérons donc à loisir, disais-je, quel genre de passion est l'insatiabilité. Nous commencerons par examiner l'insatiabilité relative à la nourriture. On appelle ainsi le fait de prendre des aliments au-delà de la mesure, laquelle se juge d'après l'utilité de la nourriture. Or son utilité est de nourrir le corps. Elle le nourrira si elle est bien digérée, et elle sera digérée si elle est mesurée. Nous savons qu'elle n'est pas digérée si elle est trop abondante. Si cela devait advenir une fois, son utilité serait nécessairement altérée. Et si le ventre, importuné par la douleur que provoquent les aliments non digérés, excrète le tout, le symptôme est appelé diarrhée, et l'utilité de la nourriture est altérée. Or nous ne la prenons pas pour qu'elle traverse les intestins, mais bien pour qu'elle soit répartie dans toutes les parties du corps. Et si elle est distribuée sans avoir été bien digérée, elle produit un mauvais mélange des humeurs dans les veines. Puisque tu as appris maintenant ce qu'est l'insatiabilité relativement à notre corps, occupe-toi de l'âme et considère là aussi la nature de l'insatiabilité à propos de chaque matière, en commençant par les biens matériels. Parmi ces derniers, il en est qu'il ne convient pas de rechercher, comme les perles, les sardoines et toutes les autres pierres qui, selon les femmes qui les portent, les embellissent. À ce genre appartiennent aussi les habits brodés d'or, qui ont une façon excessivement soignée ou qui exigent une matière première importée de loin, comme ce qu'on appelle les soieries. D'autres biens sont recherchés à juste titre, parce qu'ils contribuent à la santé du corps : en premier lieu ceux qui servent à nous nourrir, nous vêtir, nous chausser, et aussi à nous loger. À ce genre semblent aussi appartenir les choses nécessaires aux malades. Quelques-unes, comme l'huile, sont utiles à la fois aux personnes en bonne santé et aux malades ; certaines profitent plus aux corps humains, d'autres moins. Je pense donc que tu as maintenant clairement vu la limite de la quantité de biens que nous devrions acquérir. Une chaussure d'une coudée est totalement inutile ; en posséder quinze plutôt que les deux que nous utilisons est tout aussi inutile et superflu. Deux chaussures ne suffisent-elles pas à satisfaire notre besoin ? De même, il te suffit de posséder des vêtements, des serviteurs et un équipement ménager en double seulement. Or, disais-je, nous avons non seulement plus de deux vêtements, mais aussi des serviteurs, un équipement ménager et, en un mot, des possessions bien plus qu'en double. En effet, nous tirons de ce que nous possédons des revenus qui dépassent de loin ce qui sert à la seule santé du corps.

J'en vois, disais-je, qui ont choisi une vie dite de voluptés, dépensant non pas deux ou trois fois plus que nous, mais cinq, dix ou trente fois plus. Or, je constate que tu as le même régime de vie que moi, mais que, à la différence de moi, tu es chagriné, même si ta fortune augmente chaque année : en effet, tu ne dépenses que le dixième des revenus qu'elle procure, alors que les neuf dixièmes restants s'ajoutent à ce qui existe déjà. Je vois que tu n'oses pas dépenser pour de nobles actions, ni pour l'achat ou la fabrication d'un livre, ni pour exercer des scribes à écrire soit rapidement au moyen de signes, soit avec précision et élégance, ni encore pour exercer des lecteurs à bien lire. Et je ne te vois pas non plus, comme tu m'observes le faire chaque fois, partager tes vêtements avec tes serviteurs ou leur donner de quoi se nourrir ou se soigner. Tu m'as même vu payer les dettes de quelques-uns. Moi, je dépense tout le revenu que mon père m'a laissé, n'en économisant ni n'en thésaurisant le surplus, alors que toi, qui économises beaucoup plus que tu ne dépenses, tu parais être souvent importuné ; pourtant, tu l'admets toi-même, tu ne me vois jamais chagriné.

Peux-tu donc déjà discerner la cause de ton chagrin, ou bien veux-tu m'entendre en prononcer même le nom ? Si tel est le cas, sache que tes chagrins ont une cause unique, celle que les Grecs appellent tantôt insatiabilité, tantôt convoitise : insatiabilité lorsque les désirs sont inassouvis, convoitise parce que les insatiables convoitent toujours ce qui est devant eux, de sorte que s'ils ont le double, ils ont hâte d'acquérir le triple, et s'ils ont le triple, ils demandent le quadruple. Ainsi ont-ils les yeux tournés vers ceux qui possèdent davantage, non vers ceux qui possèdent moins, ils cherchent à les surpasser, ils désirent avoir plus qu'eux. Avec toi, c'est pareil, dis-je : si tu observes tous nos concitoyens, tu n'en trouveras pas trente plus riches que toi, si bien que tu dépasses tous les autres en richesse, et manifestement aussi tous leurs esclaves et autant de femmes. Si donc nos concitoyens sont au nombre d'à peu près quarante mille, en ajoutant les femmes et les esclaves, tu constateras que tu ne te satisfais pas de dépasser cent vingt mille personnes en richesse, mais que tu veux même l'emporter sur les autres, et que tu te hâtes de devenir le tout premier. Il vaut pourtant bien mieux être le premier dans le fait de se suffire à soi-même, chose qui est en ton pouvoir. En revanche, être le premier en richesse est affaire non pas de vertu, mais de hasard, lequel rend les esclaves et les affranchis plus riches que nous autres, qui sommes considérés comme de noble origine. Or toi, même si, comme tu le souhaites, tu possèdes plus que tout autre citoyen, tu ne seras pas satisfait. Tu regarderas aussitôt si dans une autre cité quelqu'un n'est pas plus riche que toi. Ensuite, si là aussi tu as le hasard de ton côté et que tu vas vers d'autres peuples, tu voudras devenir plus riche que les riches indigènes. De la sorte, tu ne seras pas le plus riche ; tu resteras au contraire toujours pauvre en raison de tes désirs illimités. Si pourtant tu calculais ce qui te convient d'après l'utilité des biens, tu te serais déjà compté parmi les riches ou du moins parmi les gens aisés. Quant à moi, je me compte au nombre de ces derniers, quoique moins fortuné que toi. Si donc tu te convaincs de cela, tu ne seras plus du tout importuné par la perte d'un bien, et tu seras bienheureux, pour autant que l'argent ne te cause pas de chagrin. Et si tu élimines la quête insatiable des honneurs elle-même, en cela aussi tu seras à l'abri du chagrin. Or, tu ne te contentes pas d'être honoré par tes proches ; tu veux que tous dans la cité te louent. Et pourtant, quelle partie représentent-ils par rapport à toute l'Asie, qui ne te connaît absolument pas ? Peut-être donc voudras-tu être d'abord connu, puis honoré. Or, le fait même de vouloir être connu de tous est l'œuvre d'une insatiable quête de la gloire, d'être honoré celle d'une vaine quête des honneurs. Et de même que penser à l'argent te prive aujourd'hui de sommeil, si tu étends ton désir vers la quête de la gloire et des honneurs, tu seras nécessairement plus importuné en pensant à tous ceux — et ils sont nombreux — qui ne te connaissent ni ne t'honorent. Si donc nous nous exerçons avec constance et ardeur sur ce point, nous serons à jamais exempts de chagrin. Comment donc nous exercerons-nous, si nous ne sommes pas tout d'abord persuadés que l'insatiabilité est à juste titre appelée la passion la plus vile de l'âme ? Elle est le fondement de l'amour de l'argent, de la gloire, des honneurs, du pouvoir et de la querelle.

Il faut donc toujours se remémorer la leçon sur le fait de se suffire à soi-même, clairement associée à celle sur l'insatiabilité. Car, quiconque hait cette dernière aime la première. Si donc être à l'abri du chagrin dépend seulement de cela, et que cela dépend de nous, il est alors en notre seul pouvoir d'être à l'abri du chagrin, en nous remémorant la leçon sur l'insatiabilité et le fait de se suffire à soi-même, en appliquant ces doctrines dans chacune de nos activités quotidiennes ; ainsi, ce que les uns ont reçu dans leur première éducation, les autres n'ayant pas eu cette chance pourront l'acquérir grâce à la voie que j'ai indiquée. Car, qui ne voudrait pas rester à l'abri du chagrin toute sa vie durant ? Et qui ne choisirait cela plutôt que la richesse de Cinyras et de Midas ?

10 J'ai donc expliqué cela et beaucoup d'autres choses à ce jeune homme, et à bien d'autres personnes par la suite ; sur le moment, je les ai tous convaincus, mais je n'en ai vu que fort peu tirer profit de mes paroles. Car la plupart des hommes laissent croître les passions de leur âme au point qu'elles deviennent incurables. Mais si quelqu'un est asservi à des passions encore moyennes, il sera capable d'avoir une certaine compréhension de ce qui a été dit auparavant, en s'assignant un surveillant et pédagogue, comme je l'ai dit plus haut, qui à chaque occasion lui rappelle telle chose, lui reproche telle autre, l'exhorte et l'encourage à se conformer à ce qu'il y a de meilleur, et qui, se donnant lui-même comme exemple en tout ce qu'il dit et ce à quoi il exhorte, pourra ainsi par sa parole rendre l'âme de son disciple libre et belle. Il est honteux de faire grand cas de la liberté définie selon les lois humaines, puis de négliger la vraie liberté d'après la nature et être asservi à des maîtresses honteuses, impudentes et tyranniques telles que l'amour de l'argent, des chicanes, de la gloire, du pouvoir et des honneurs. Or, de toutes celles-ci, je n'hésiterais pas à dire que la convoitise est le fondement. Qui donc pourrait devenir un homme de bien s'il la porte en son âme ? Qui ne mériterait pas mille morts s'il ne haïssait une pareille infamie ? Davantage encore, les jeunes gens qui souhaitent être sauvés doivent-ils la haïr et la fuir, car si leur éducation commence avec le désir insatiable des richesses, il leur sera impossible d'être secourus après la quarantaine ; mettons, si l'on veut, la cinquantaine, pour ne pas que l'on nous reproche d'être inhumains, comme je l'ai entendu dire de la part d'une personne esclave de la gourmandise, des plaisirs de l'amour, de la gloire et des honneurs, mais qui, dépourvue de fortune, se tourmentait de ne rien posséder de ce qu'elle convoitait. Et comme, au cours d'une longue fréquentation, cette personne me voyait serein chaque jour, alors qu'elle-même se sentait malheureuse, elle me demanda de lui enseigner comment être libérée de son souci. Lorsque je lui dis qu'il faudrait de nombreuses années pour corriger les passions qu'elle avait laissé croître jusque-là, elle protesta vivement : « Il n'y a rien de plus inhumain que toi ! », comme si je pouvais m'efforcer, pour peu que je le veuille, de la mettre aussitôt à l'abri du chagrin, et que je lui refusais jalousement ce bienfait. Et pourtant, c'est le seul enseignement qu'on ne peut refuser à ses proches. Il vaut mieux en effet que tous ceux que nous côtoyons soient exempts des passions de l'âme, qu'ils n'aient pas l'âme corrompue par l'amour de la gloire ou par une autre passion du même genre. Car meilleurs ils seront, plus ils seront pour nous des amis utiles.

Pour en revenir à celui qui veut devenir un homme véritable, j'indiquerai tout ce qui fait la beauté de notre âme. Qu'il s'assigne donc au début un surveillant qui lui rappellera ses négligences en chacune de ses actions. Il est parfois extrêmement difficile de distinguer ce qui est fait par avarice de ce qui l'est par parcimonie. Ainsi, celui qui commence à peine à éradiquer la passion de l'argent est incapable de faire cette distinction. Dans de tels cas, la vertu confine au vice, et pareillement, lorsque l'amour des honneurs est éradiqué, l'impudence surgit dans les âmes de vile souche. Pour observer leurs erreurs, les jeunes gens désirant être sauvés doivent donc recourir à d'autres qu'eux-mêmes, des personnes d'un certain âge, qui ont donné, leur vie durant, une preuve suffisante de leur liberté d'opinion ; des personnes qu'il ne convient pas de contredire ou de haïr lorsqu'elles font des reproches, mais envers lesquelles il faut être reconnaissant et qu'il faut prier de toujours dire la vérité ; l'ayant reconnue, il faut alors s'efforcer d'éradiquer sinon une grande, du moins une petite partie de l'intensité des passions, et même si l'entreprise semble être difficile au début et s'opérer avec beaucoup de peine, il faut avoir à l'esprit qu'avec le temps, elle ne sera plus aussi difficile : plus la partie raisonnante de notre âme s'accroît avec ces exercices qui dominent et affaiblissent les passions, plus leur assujettissement complet devient facile. Car si la raison, même non entraînée, l'emporte sur les passions les plus grandes, il est évident qu'elle l'emportera d'autant mieux avec le double avantage du temps. En effet, par l'entraînement, elle se fortifiera grandement, et de plus elle luttera avec davantage de vigueur contre les passions devenues moindres. À lui seul, l'un ou l'autre de ces avantages sera un motif suffisant d'espérer pour l'avenir. C'est pourquoi il ne faut pas perdre courage au début de l'exercice, lorsqu'on se rend compte du peu de progrès dans la guérison de ses passions. Avec le temps, celui-ci sera plus grand, pourvu que l'on accepte d'entendre la critique de ses erreurs, et que, s'aimant soi-même d'un amour véritable, l'on veuille devenir homme de bien, et non seulement paraître tel.

Telle est la voie par laquelle passe la connaissance des passions de l'âme et leur traitement. De ses erreurs, nous parlerons par la suite.

Du diagnostic et du traitement des erreurs de l'âme de chacun

1 Le diagnostic et le traitement des passions de l'âme de chacun par la voie indiquée ont été discutés dans le livre précédent. Il faut maintenant parler des erreurs. Je débuterai donc ici aussi par le meilleur principe — tous en conviennent, même s'ils n'en font pas la démonstration dans leurs œuvres —, en exposant ce que le mot « erreur » signifie, afin qu'il ne subsiste aucun doute dans la suite de l'argumentation. Je montrerai que tous les Grecs ont l'habitude de se servir de ce vocable, tantôt spécifiquement, à propos d'actions faites selon un jugement incorrect et relevant de la seule partie rationnelle de l'âme, tantôt généralement, en les attribuant aussi à la faculté irrationnelle <...>. Tous conviennent qu'un consentement faux ou précipité est une erreur, mais pas que le consentement faible en est une aussi. D'aucuns pensent qu'il est plus juste de placer le consentement faible entre la vertu et le vice. Ils qualifient un consentement de faible lorsque nous ne sommes pas encore convaincus qu'une opinion est aussi vraie que le fait, par exemple, d'avoir cinq doigts dans chaque main, ou que deux et deux font quatre. De même, pour le vieillard qui s'est évertué sa vie durant à rechercher le vrai, ce serait une erreur de consentir à quelque chose dont la démonstration scientifique est faible. Assurément, la science du géomètre relativement à ce qui est enseigné dans les *Éléments* d'Euclide est aussi certaine que la connaissance de la plupart des gens, selon qui deux et deux font quatre. Le géomètre possède cette même science au sujet des théorèmes sur les sphères enseignés à la suite des *Éléments* d'Euclide, ainsi qu'au sujet de toutes les questions résolues par ces derniers, de même qu'au sujet des théorèmes sur les cônes et les cadrans solaires. Si donc il a quelque doute et n'a pas dans ces matières un consentement certain — que l'on peut appeler compréhension —, on pourrait convenir qu'il s'agit là d'une erreur, dans la mesure où cela concerne bien évidemment un géomètre. Mais chez celui qui commet des erreurs dans la vie lorsqu'il s'agit de connaître, d'acquérir ou d'éviter le bien ou le mal, naissent les opinions viles ainsi que le consentement faux, précipité ou faible. Là réside le danger : une petite erreur nuira grandement si nous consentons faussement à une opinion sur le bien ou le mal. Selon les Académiciens et les Pyrrhoniens, qui n'admettent pas que nous puissions avoir une démonstration scientifique de ce que nous recherchons, tout consentement est nécessairement précipité ; il se peut même qu'il soit faux. Ils disent en outre que les opinions contradictoires des philosophes qui se prononcent sur le bien ou le mal ne peuvent être toutes vraies, et qu'elles pourraient même être toutes fausses, de sorte que le bien n'est ni plaisir, ni sérénité, ni vertu, ni activité selon la vertu, ni quoi que ce soit d'autre de ce que les philosophes ont avancé.

Il faut donc que celui qui veut devenir exempt d'erreurs examine d'abord si la démonstration d'une chose obscure est possible ; puis, lorsqu'il aura trouvé cela, il devra rechercher, non pas accessoirement et en solitaire, mais fréquemment et avec les hommes les plus vrais, par nature doués d'intelligence, et experts dans les théories logiques, quelle est la méthode démonstrative. Et lorsqu'il sera convaincu de l'avoir trouvée, il devra s'y exercer encore longuement, avant d'entreprendre la recherche des questions les plus importantes. Cette recherche, par le bien qu'elle nous procure et que nous appelons but même de la vie, nous rend heureux, ou bienheureux, ou comment qu'on veuille bien dire.

2 Par les dieux, ceux qui se lancent dans la recherche des choses les plus importantes sans s'être eux-mêmes convaincus d'abord de connaître la méthode démonstrative n'agissent-ils pas manifestement de façon précipitée ? C'est bien ce que je pense. Ils se comportent comme ceux qui, avant de se convaincre eux-mêmes qu'ils sont suffisamment exercés dans les nombres, osent se prononcer sur les théorèmes de calcul et d'arithmétique. Ces derniers, nécessairement, se trompent à maints égards ; de la même façon, il est impossible que ne se trompent pas ceux qui se lancent dans une démonstration avant de s'être exercés dans la méthode démonstrative. Le grand nombre des sectes indique à l'évidence que des arguments faux arrivent à convaincre d'aucuns ; il n'est pas moins évident qu'ils n'arriveraient pas à les convaincre s'ils n'avaient pas quelque similitude avec les arguments vrais. Et il faut croire que cette similitude n'est pas petite ; elle aurait sinon été très facilement décelée par les hommes nombreux et de valeur qui l'ont expérimentée pendant si longtemps. Ainsi, ce qu'a soutenu Hippocrate à propos de la médecine paraît être également valable pour la philosophie. Hippocrate disait en effet que les similitudes sont source de méprises et d'embarras même pour les bons médecins[1]. C'est pourquoi, si non seulement les médecins accomplis mais encore les meilleurs se laissent tromper par les similitudes, il n'est pas impensable que même chez de bons philosophes surgissent méprises et embarras dans les questions de philosophie. Les familiers reconnaissent tout de suite les similitudes entre deux jumeaux alors que les autres n'en sont pas capables ; par analogie, ceux qui ne sont pas rompus par un entraînement quotidien à l'argumentation ne sont pas capables — comme les frères des jumeaux, qui vivent avec eux et les connaissent à fond — de reconnaître les similitudes dans les arguments. Voilà donc une première et très grande erreur commise par ceux qui se sont prononcés précipitamment sur ce qui est bien ou mal dans la vie humaine, et engendrée par l'amour-propre, la vanité, la présomption ou l'ambition. Nous voyons certains se persuader d'avoir une opinion correcte, d'autres encore, pour la gloire ou en vue de leur intérêt pécuniaire, en persuader leurs proches tout en doutant de leurs propres dires. À l'évidence, les uns et les autres sont dans l'erreur ; ceux-ci en connaissance de cause — et leur vice serait le fait d'une passion —, ceux-là sans le savoir — et leur faute serait alors une erreur à proprement parler.

Ils feront donc bien de se souvenir des besaces d'Ésope et de remettre à d'autres le jugement de leurs propres opinions, et non pas, par Zeus, à des personnes qui se trouvent être exactement comme eux, non seulement inexpertes dans les méthodes démonstratives, mais encore dans les autres sciences qui aiguisent l'âme, à savoir la géométrie, l'arithmétique, le calcul, l'architecture, l'astronomie, certaines d'entre elles n'ayant même pas reçu l'enseignement d'un orateur, voire d'un grammairien (ce qui est le plus commun), des personnes à ce point inexpertes dans les discours qu'elles ne peuvent suivre ce qu'elles nous entendent dire. Je m'en suis aperçu ; et, lorsque j'entreprends quelque discours, je demande à ces personnes de répéter ce qui a été dit. De fait, comme les ânes écoutant la lyre, elles aussi n'ont manifestement rien suivi de ce que j'ai dit ; voire, elles en sont arrivées à un tel point d'impudence et de témérité qu'elles n'éprouvent pas de honte lorsque ceux qui ont appris les lettres se moquent d'elles pour n'être pas capables de répéter ce qu'elles ont entendu ; elles croient de plus être dépositaires de la vérité, alors que ceux qui se sont instruits ont perdu leur temps. Mais je n'ai pas entrepris ce discours en espérant leur être profitable. D'ailleurs, la plupart d'entre elles, même si elles le voulaient, ne pourraient en profiter, car elles n'ont plus l'âge convenable pour une instruction. Par contre, celui qui est par nature doué d'intelligence et s'est exercé dès sa première éducation, jusqu'au point d'être capable de répéter directement par oral ou du moins par écrit ce qu'il a entendu, trouvera de l'aide dans ce discours, s'il aspire réellement à la vérité. Car cela repose entièrement sur lui ; il doit tout d'abord être naturellement enclin à la vérité, puis également avoir reçu une bonne éducation. Celui qui n'est pas naturellement enclin à la vérité et a été éduqué à des conduites viles et impudiques sera tout à fait incapable d'aspirer jamais à la vérité, qu'il trouve en lui un tel élan ou qu'un autre l'y exhorte. Je n'ai assurément jamais promis d'être d'un quelconque profit envers de telles personnes, mais, comme je l'ai dit, je m'efforcerai dans la mesure de mon possible de montrer à tout ami de la vérité la voie que j'ai cherchée toute ma vie et dont je me suis convaincu qu'elle est l'unique. Voilà ce dont je parlerai à présent.

3 Je demande donc, dis-je, qu'après avoir bien appris ce que nos prédécesseurs ont écrit sur la méthode démonstrative, on l'expérimente tout d'abord sur d'autres problèmes, afin de voir si elle arrive réellement à résoudre quelque chose de ce que l'on recherche. Ces problèmes doivent par ailleurs être de nature à servir en eux-mêmes de preuve à ceux qui les ont résolus, comme c'est le cas lorsque l'on divise une droite donnée en parties prescrites.

Peut-être les ignorants accomplis ne comprennent-ils pas ce que je dis ? Je tenterai donc de leur parler plus clairement, comme si je parlais à des ânes. Par droite donnée, on entend une droite tracée sur une surface parfaitement plane, et par parties prescrites, les parties déterminées par le bon vouloir de celui qui pose le problème — qu'il demande de diviser la droite tracée en cinq, en sept, en vingt ou en cent parties. Si, trouvant ta propre méthode ou utilisant celle que tu as apprise d'un autre, tu divises la droite tracée en autant de parties que tu le désires, ce problème te servira en lui-même de preuve. Toutes les parties de cette droite ainsi divisée paraîtront exactement égales ; de même, toutes les autres questions semblables seront résolues de façon certaine par l'évidence même du résultat. Tel sera le cas si l'on nous prescrit de circonscrire un cercle à un carré donné, ou, de manière similaire, un carré à un cercle donné (ou de l'y inscrire), ou encore de circonscrire un cercle à un pentagone dont les côtés et les angles sont égaux[2]. En effet, si l'on est capable de tracer sur-le-champ chacune de ces figures selon la méthode que l'on a apprise, on donnera par ce fait même la preuve d'avoir résolu ce que l'on recherche. Mais la question de savoir si le monde a ou n'a pas été créé ne contient pas en soi-même sa preuve, de même celle de savoir si l'univers est fini ou infini, ou encore celle du nombre des vagues de l'océan. En effet, aucune d'elles ne peut être tranchée par la solution même telle qu'elle apparaît, comme lorsqu'on te prescrit de circonscrire un dodécagone dont les côtés et les angles sont égaux à un cercle (ou de l'y inscrire) : dans ce cas, tu le fais aussitôt. Car le polygone inscrit ou circonscrit est clairement visible, comme le cercle inscrit dans le polygone (ou circonscrit à ce dernier). Donc, si nous trouvons la méthode démonstrative qui nous mène vers ce que nous recherchons et que la preuve est fournie par l'évidence de l'objet même, nous aurons de la sorte des témoignages non négligeables de sa vérité, au point d'oser utiliser également la méthode démonstrative à propos d'objets auxquels elle ne peut fournir de preuves évidentes. Je ne demande certes pas que l'on se risque d'emblée à l'appliquer aux objets les plus difficiles ; car si les plus difficiles sont ceux qui mènent vers le bonheur, il faut d'abord s'exercer à des matières pouvant réfuter quiconque s'imagine à tort avoir trouvé une solution à ses recherches, mais fournissant la preuve à ceux qui les ont véritablement résolues. Une telle méthode est celle de la géométrie, de l'arithmétique, du calcul, de l'astronomie et de l'architecture. Sous le terme d'architecture, j'inclus le tracé d'horloges, de clepsydres et d'instruments hydrostatiques, ainsi que de toutes les machines, comprenant aussi ce que l'on appelle engins pneumatiques. Toutes ces questions constituent une preuve pour ceux qui les ont résolues, comme précisément dans l'astronomie. Dans ce cas en effet, elles sont jugées, expérimentées, et prouvées par des phénomènes évidents, si du moins les éclipses solaires ou lunaires et tout ce que l'on peut voir des étoiles fixes et des planètes comptent parmi les phénomènes évidents.

Je sais bien que ces paroles rongent l'âme de

tous ceux qui, avancés en âge, n'ont plus l'occasion d'expérimenter longuement la méthode démonstrative sur des problèmes qui peuvent en fournir une preuve évidente. Car certains, comme je l'ai dit, par amour-propre, présomption, amour des honneurs ou de la gloire, vanité, ou appât du gain, se convainquent eux-mêmes ou convainquent d'autres qu'ils possèdent telle ou telle connaissance certaine. Il ne faut donc pas s'étonner si chacun dans sa propre discipline arrive à convaincre ses disciples, parce que les uns sont par nature comme des ânes et que les autres, tout subtils qu'ils soient, n'ont pas été exercés dans les sciences fondamentales. Je pense en effet qu'il convient à des maîtres vaniteux d'avoir de tels élèves, car quelqu'un qui est par nature doué d'intelligence et s'est préalablement exercé dans les sciences les méprisera aussitôt, comme j'ai moi-même traité avec mépris, adolescent encore, de nombreux maîtres qui osaient avancer certaines thèses en contradiction avec les démonstrations scientifiques en géométrie, sans avoir la moindre idée de ce qu'est une démonstration.

Si donc, par la voie indiquée, l'on extirpe de celui qui s'apprête à rechercher la vérité la vanité, l'amour-propre, la présomption, aussi bien que l'amour de la gloire ou de l'argent, il y parviendra tout à fait après s'y être exercé, non pas des mois, mais des années, s'enquérant ensuite des doctrines capables de mener au bonheur ou au malheur. J'hésite en revanche à engager sur une voie aussi longue quiconque est aiguillonné par l'une ou l'autre des passions dont j'ai parlé. Et je hais ces maîtres qui complotent quelque malveillance et calomnie contre nous. Ils ont l'habitude ainsi de circonvenir d'avance leurs propres élèves, de sorte que ces derniers n'acceptent plus de prêter l'oreille aux discours tels que ceux que j'ai tenus jusqu'ici. Il est très aisé pour un maître qui parle d'un ton grave de convaincre des adolescents non éduqués que la voie la plus commode vers la sagesse est celle indiquée par tous ceux que l'on nomme Cyniques. Ces derniers disent en effet que leur propre conduite est la voie qui mène rapidement à la vertu[3]. Pourtant, certains d'entre eux critiquent cette notion et déclarent que la philosophie cynique ne mène pas à la vertu, mais, à travers la vertu, au bonheur. D'autres encore, plus proches de la vérité, affirment qu'à cause de la témérité de ces hommes ignorants, une telle voie mène en fait rapidement vers la vanité. Certains de ceux qui se proclament philosophes, comme d'ailleurs tous les Cyniques — ceux du moins que j'ai pu voir durant ma vie —, avouent fuir l'exercice de la théorie logique[4]. Puis, après nous avoir quittés, ils dédaignent de discuter avec les premiers venus, chevriers, bouviers, laboureurs ou moissonneurs, sous prétexte que ces gens ne peuvent, par manque d'exercice dans les discours, suivre ce qu'ils disent. Ils font comme s'ils s'étaient déjà exercés dans les sciences fondamentales, comme s'ils n'avaient pas entendu à l'improviste quelque discours d'un maître sur le but de la vie, le bonheur ou le malheur, que celui-ci tenait pour démonstratif et dont ils s'étaient convaincus en raison de leur manque d'exercice. Si en effet, comme je l'ai dit, la similitude entre les faux et les vrais arguments est la cause des fausses doctrines, et si les personnes rompues à toutes les matières peuvent la reconnaître avec précision, celui qui s'avance à l'improviste dans un débat sera fatalement incapable de reconnaître et de distinguer les vrais des faux arguments.

Une preuve manifeste en est ce que l'on nomme les sophismes, en réalité faux, mais fabriqués pour ressembler à des arguments vrais. Leur fausseté apparaît dans son évidence par le fait que la conclusion n'est pas vraie. Parce que les faux arguments contiennent de toute façon quelque chose de faux dans leurs prémisses ou que leur conclusion est mal déduite, et parce que ces deux tares n'apparaissent pas immédiatement dans les sophismes, il s'ensuit que celles-ci sont difficilement perçues par ceux qui ne sont pas exercés dans les discours. Il est admis qu'un argument est faux parce que sa conclusion apparaît aux yeux de tous comme manifestement fausse, et pourtant la solution échappe à ceux qui ne sont pas exercés ; il serait donc prudent qu'ils se défient de tout argument, et qu'ils ne donnent point leur consentement avant de s'être parfaitement convaincus qu'ils sont capables de reconnaître les similitudes entre les faux et les vrais arguments. À ceux qui le voudraient, ils confieront le soin de mettre à l'épreuve cette capacité de réflexion, les convainquant de leur proposer des sophismes.

Mais conseillent-ils autre chose, ceux qui jugent bon d'exercer leurs élèves à la solution de sophismes ? Assurément rien d'autre ! Comme la solution, ainsi que je l'ai dit, réside dans le fait d'expliquer la similitude entre faux et vrais arguments, il est nécessaire d'apprendre au préalable quelle est la nature des arguments vrais. Quiconque s'est exercé à reconnaître leur genre avec autant de rapidité que de précision n'aura aucune peine à distinguer aussi les arguments faux. Je le démontrai moi-même lorsque j'enseignais à des adolescents déjà entraînés dans les sciences comment reconnaître les arguments vrais ; à ceux du public qui le voulaient, je demandai alors de leur soumettre des sophismes. Les adolescents en reconnurent aussitôt l'absurdité, soit parce que leur forme ne suivait pas les règles du syllogisme, soit parce qu'ils étaient faux dans leurs prémisses, si bien que, pour ces vieillards présomptueux, mais incapables de résoudre des sophismes, il devint clair que cet échec était dû à leur ignorance des arguments vrais. Ne sont-ils pas dignes de la pire condamnation, parce que leur consentement précipité les a réduits à une vie malheureuse ? Car tous s'accordent à dire qu'une opinion fausse sur le but de la vie conduit au malheur. Certains sont si peu exercés à distinguer les vrais des faux arguments, que parfois, assurés de la vérité d'une opinion, ils ignorent n'avoir énoncé qu'un argument probable, comme si toutes leurs opinions avaient une évidence manifeste. Ils nous incitent donc à les suivre et les croire sans démonstration aucune, alors que souvent, là où l'argument n'a besoin que d'une simple exposition, ils s'efforcent de l'assurer au moyen d'une démonstration. Puis d'autres, sans même avoir appris la différence entre ce qui nécessite une exposition et ce qui en soi et dès le début est sûr, essayent malgré tout de se prononcer sur des sujets qu'ils n'ont pas examinés avec précision. Voilà ce qui est arrivé à nombre de ceux qui ont vieilli dans la philosophie.

Eh quoi, par les dieux ? Penses-tu que leur ignorance et leur présomption puissent être facilement guéries ? Si l'on ne peut guérir quelqu'un dont la tumeur s'est indurée pendant trois ou quatre ans, comment guérir alors l'âme de tels vieillards chargée d'ignorance et de présomption, cette tumeur vieille de trente ou quarante ans ? Suppose, si tu veux, que c'est possible, et calcule combien de jours, de mois ou d'années nécessite le traitement d'une telle tumeur. Ne t'étonne alors pas si je ne daigne pas discuter avec bon nombre de ceux qui se proclament philosophes. Je le sais, les individus par nature doués d'intelligence et nourris de l'éducation que les Grecs tenaient dès le début en estime ne leur sont pas inférieurs. Ceux-là en effet <...> reconnaissent facilement les choses que l'on peut suivre de façon évidente ; mais j'eus souvent affaire avec les premiers, qui se disputent ou qui feignent ne pas connaître ce qui contredit leurs doctrines. J'ai donc eu d'innombrables discussions avec maints philosophes sur le genre de vie conforme à tel ou tel but. Or, ceux qui, par l'exercice acquis dès leur première éducation, avaient l'esprit perspicace, décrivaient les genres de vie conséquents à tel ou tel but, et reconnaissaient notre argumentation, <...> alors que ceux qui, comme je l'ai dit, avaient vieilli dans la présomption étaient seuls à nous contredire ; puis, lorsque toute l'assemblée présente se moquait d'eux, ils se mettaient à l'injurier[5].

De même que nombre d'autres personnes, nous avons souvent mené une recherche sur les différents genres de vie conséquents à tel ou tel but ; le résultat se trouve dans d'autres écrits[6]. Ils contiennent bien sûr un grand nombre d'exemples d'erreurs que l'on commet. En effet, tout ce que font ou disent l'un contre l'autre leur vie durant les partisans des différentes sectes est dû à un faux jugement ; il est également manifeste que tous les défauts communs à chaque secte ont des effets néfastes et sont des erreurs, alors que la vraie secte trouve non seulement le but, mais aussi le genre de vie qui lui est conséquent. Il t'est possible à ce point de comprendre clairement en quoi la passion diffère de l'erreur. Supposons qu'un homme ait choisi comme doctrine d'exercer la bienfaisance envers les hommes, pensant que c'était là un but vrai, mais que, gagné par le sommeil, la paresse, la recherche du plaisir ou quelque raison semblable, il néglige d'apporter une telle aide : sa faute provient alors de la passion. Mais celui qui a jugé bon n'accorder plaisir et sérénité qu'à lui-même et qui, de ce fait, s'abstient d'aider ses proches ou ses concitoyens lorsqu'ils sont victimes d'une injustice, celui-là tombe dans l'erreur, non pas par passion, mais à cause d'une vile opinion.

4 Une supposition fausse au sujet des buts est donc le principe de très nombreuses erreurs. D'elle en effet germent les erreurs particulières comme d'une racine. Mais il est possible que tout en ne se trompant pas dans son opinion sur le but, l'on se soit trompé en quelque opinion particulière pour n'avoir pas compris ce qui était conséquent à un tel but. D'ailleurs, comme je le disais à l'instant, j'ai rassemblé pour toi dans d'autres écrits les actions conséquentes à chaque but. Toutefois, je parlerai maintenant uniquement des genres principaux d'erreurs ; je crois meilleur de les reprendre une fois de plus, dans la mesure où une vue d'ensemble des problèmes posés est aisée à retenir. Puisque la garantie du bonheur humain réside dans l'examen des buts, c'est à bon droit que tous ceux qui s'estiment eux-mêmes se sont tournés vers cette recherche. Mais ils étaient tous trop précipités dans leurs affirmations, à l'exception d'un seul — dont l'identité n'est pas claire —, pour n'avoir pas jugé si les démonstrations étaient réellement des démonstrations ou n'en avaient que l'apparence à leurs yeux[7]. Ainsi, quiconque observe et surveille ses propres erreurs doit tout d'abord comprendre qu'après avoir écouté avec soin et attention ceux qui prétendent avoir démontré l'objet de leurs recherches, il est tout à fait en droit de s'efforcer de les mettre à nouveau à l'épreuve. Puis, après avoir entendu de ces derniers les critères qu'ils donnent de la vérité de leurs arguments, qu'il examine et décide quels doivent être ces critères, de peur qu'ils n'aient introduit un critère nécessitant un autre critère, puis un autre encore à la suite. Puis encore, suspectant une régression à l'infini, qu'il examine longuement et avec une grande prudence, à l'aide des hommes qui lui paraissent les plus véridiques, quel critère est le premier de tous[8]. Ce critère est évident <...>, tous doivent le rappeler à quiconque n'en a qu'une compréhension confuse[9]. Il doit susciter l'accord et, sans provoquer de contestation, pouvoir faire preuve de la même faculté dans toutes les démonstrations, si bien que celui qui a les yeux tournés vers ce critère pourra désormais y ramener toute chose particulière — ce que certains philosophes ont appelé analyse, dans la mesure où il s'agit d'une sorte de montée par les stades intermédiaires vers le premier critère[10]. C'est là chose assez difficile, comme tu l'as souvent par expérience appris à propos de ces présomptueux, inconvenants et ridicules parce qu'incapables de ramener ne serait-ce qu'un problème banal au premier critère ; il faut donc, si l'on désire devenir homme de science, être très attentif à soi-même, s'exercer, comme je l'ai dit auparavant, à de nombreux problèmes particuliers, susceptibles de servir en eux-mêmes de preuves à quiconque les a résolus. Tels sont ceux de l'arithmétique et de la théorie des lignes, sur lesquelles se fondent l'astronomie et l'architecture.

5 Pour plus de clarté, je donnerai un exemple tiré de l'architecture : supposons que, lors de la fondation d'une ville, ses futurs habitants se trouvent face au problème de savoir, non pas par des conjectures, mais précisément et quotidiennement, combien de temps de la journée a déjà passé et combien il en reste encore jusqu'au coucher du soleil. Ce problème doit être ramené au premier critère selon la méthode analytique, si du moins nous voulons le résoudre selon la manière apprise lors de l'étude des cadrans solaires. Puis, reprenant la même voie dans l'autre sens, il faut réaliser la synthèse, selon ce que nous avons appris dans la même étude. Une fois que nous avons trouvé ainsi le procédé général et commun et que nous savons qu'il est nécessaire d'utiliser les lignes pour mesurer les parties du temps de la journée, il convient de passer aux corps susceptibles de recevoir le tracé des lignes et le cadran solaire, rechercher d'abord quelles figures de corps peuvent convenir au tracé trouvé, puis, par l'analyse et la synthèse, déterminer quel sera le tracé de chacune d'elles. Et lorsque la méthode logique aura procuré un indice évident de la solution du problème posé, afin de mettre à l'œuvre ce que nous avons résolu par cette méthode, on examinera encore comment rendre plane la surface du corps à tracer. Ayant trouvé cela par l'analyse et la synthèse, et ayant préparé un tel corps, on déterminera quels sont les instruments nécessaires pour le tracer ; puis, ayant trouvé ces derniers une fois encore par l'analyse et la synthèse, on s'efforcera de préparer des corps d'une forme semblable à celle que la méthode nous a indiquée, et, ayant appliqué ce tracé à bon nombre de figures, on l'exposera à d'autres hommes pour qu'ils constatent par expérience si ce qui a été proposé est confirmé. Car, lorsque la première ligne recevra le premier rayon de soleil, de même que la dernière le dernier rayon, et que cela se manifestera sur toutes les horloges solaires tracées, nous aurons déjà là un signe évident de la solution de ce qui a été proposé. Nous en aurons un deuxième lorsque les tracés s'accorderont l'un avec l'autre, et un troisième lorsqu'un écoulement régulier de l'eau en témoignera. Là en effet réside le critère que trouve l'argumentation pour la vérité des horloges tracées.

Voici ce que je veux dire. Troue un vase fait d'une matière quelconque, plonge-le dans de l'eau claire lorsque tu auras aperçu le premier rayon de soleil. Puis, lorsque l'horloge tracée t'aura annoncé que la première heure a passé, marque sur le vase le niveau atteint par l'eau, et, l'ayant aussitôt vidé, plonge-le à nouveau dans la même eau. Quand l'horloge solaire t'aura annoncé que la deuxième heure a passé, examine le vase. Puis, lorsque tu auras constaté que l'eau est arrivée au niveau que tu avais marqué après la première heure, vide-le rapidement, plonge-le aussitôt dans la même eau et examine à nouveau si, à la fin de la troisième heure, l'horloge indique que l'eau a atteint le même niveau qu'après la première et la deuxième heure. Lorsque tu auras constaté que tel est le cas, vide-le, replonge-le aussitôt, et regarde si, à la fin de la quatrième heure, l'eau a encore atteint le même niveau dans le vase ; vide-le alors immédiatement et après l'avoir replongé, observe-le encore après la cinquième heure. Lorsque tu auras trouvé qu'à ce moment aussi l'eau a atteint le même point, fais de même après la sixième heure, et ainsi de suite jusqu'à la douzième heure. Si tu n'es pas totalement ignare, tu seras convaincu que l'horloge est bien tracée, puisque le problème posé a fourni sa propre démonstration. Et le problème était de distribuer la durée de la journée entière en douze parts égales. Or on a choisi ce chiffre comme particulièrement utile. En effet, il est divisé en moitiés, tiers, quarts, sixièmes, douzièmes, ce qui ne vaut pour aucun chiffre avant ni après lui jusqu'au vingt-quatre. On a écarté ce dernier chiffre comme trop grand, et, jugeant le chiffre douze d'une juste mesure, on a divisé la durée de la journée entière en autant de parties. Ayant longuement éprouvé qu'une telle division est utile, les Romains et de nombreux autres peuples aussi l'utilisent lorsque, au moment d'un testament, ils séparent toute leur fortune en douze parties, et divisent en douze la plupart des poids et des mesures employés dans la vie courante. Et si tu m'y incites, je te tracerai une horloge suivant cette méthode, en partageant à ton choix la journée entière en douze ou en un autre chiffre plus grand. En résumé, tu trouveras que ce que j'ai proposé est à nouveau confirmé d'après le fait que les mesures effectuées avec les vases troués s'accordent, que les lignes tracées concordent l'une avec l'autre et que les lignes extrêmes sur les horloges délimitent le début et la fin de la journée.

De la sorte, le raisonnement a également trouvé grâce à la méthode analytique comment tracer une clepsydre, ce que même de simples particuliers peuvent aisément vérifier[11]. En effet, la ligne supérieure, qui désigne la douzième heure de la journée, est à son point le plus élevé là où la clepsydre mesure la journée la plus longue et à son point le plus bas là où elle mesure la journée la plus courte. Au milieu, à égale distance de ces deux points, elle est croisée par la ligne qui mesure les journées d'équinoxe. Les marques situées entre chacune des marques [équinoxiales] sur le bord de la clepsydre t'indiquent les journées qui suivent les quatre journées susdites[12]. En partant de ces marques, tu trouveras que la marque suivant celle qui désigne la plus longue journée indique jusqu'à quel endroit de la ligne la plus haute de la clepsydre l'eau montera le jour suivant, lorsque la douzième heure sera accomplie. À nouveau, la troisième marque qui suit ces deux premières après le [douzième] solstice t'indiquera le troisième jour, et la suivante, le quatrième. En procédant de la même manière, tu trouveras que cette seule ligne dont j'ai dit qu'elle est la plus haute sur la clepsydre mesure toutes les journées de l'année. Par conséquent, tu trouveras aussi que les autres lignes, situées en dessous de la ligne la plus haute, mesurent les autres heures, la première après la douzième désignant la onzième heure dans toutes les journées de l'année à des endroits différents, comme on l'a dit à propos de la ligne la plus haute ; la suivante indiquera la dixième heure également à des endroits différents, la suivante encore la neuvième heure, et le reste la huitième et toutes les autres heures, jusqu'à la ligne inférieure qui tombe sur la première heure, comme cela se voit sur les horloges solaires. Après que la clepsydre a été remplie d'eau, la première heure et les autres jusqu'à la douzième seront égales entre elles en un jour donné ; elles ne seront en revanche pas égales à celles des jours précédents et suivants.

Eh donc, n'as-tu pas ressenti le désir de trouver ce qu'est une telle méthode ? N'as-tu pas perçu ta propre présomption, toi qui, dans ton ignorance de ces problèmes, ne saurais en trouver la solution dans l'espace d'une année, je dirais même, dans l'espace d'une vie entière ? Il n'a pas suffi de la vie d'un homme pour la trouver. Mais la théorie des lignes a progressé petit à petit. Tout d'abord on rechercha ses théorèmes élémentaires ; puis, lorsqu'ils furent trouvés, les hommes venant ultérieurement leur ajoutèrent cette admirable théorie qui, comme je l'ai dit, est appelée analytique. Ces hommes s'y sont exercés longuement eux-mêmes, et y ont aussi exercé d'autres qui le voulaient. Mais ils ne peuvent exhiber aucune œuvre comparable à ce que j'ai raconté jusqu'ici à propos des horloges solaires et des clepsydres.

Mais ceux qui se sont lancés dans de telles recherches n'étaient ni précipités ni vaniteux, comme le sont ceux qui promettent de rechercher ou de trouver la sagesse. S'estimant eux-mêmes de l'estime la plus vraie, ils désiraient exercer la meilleure faculté de leur âme et l'amener à sa perfection. J'entends bien sûr la faculté rationnelle. En l'exerçant et l'amenant à sa meilleure santé, ils sont davantage comblés que ceux qui sont asservis aux plaisirs du corps. En effet, aucune autre faculté ne nous différencie des boucs, des chiens, des porcs, des moutons et des ânes ; de même, aucune théorie ne comble davantage l'âme d'un homme de bonne nature que la théorie analytique, dans la mesure où il progresse en elle. Car au début, comme presque toutes les autres études, elle coûte de la peine. Toutefois, même si elle ne procurait aucune satisfaction, elle mériterait d'être bien exercée en elle-même du fait même de son utilisation dans les problèmes les plus importants : elle a, comme je l'ai dit, cette caractéristique remarquable de fournir la preuve par la solution même du problème, ce qui n'est pas le cas pour les solutions dans la philosophie. C'est pourquoi quiconque débite des sornettes en philosophie peut le faire avec impudence. En effet, à la différence de quelqu'un qui aurait mal tracé une horloge ou une clepsydre et serait clairement réfuté par l'objet lui-même, dans les théorèmes philosophiques, la réfutation n'est pas évidente : il est permis de dire ce que l'on veut, du moment que l'on prétend impudemment et sans méthode logique être instruit par les objets eux-mêmes. Or, si ces objets sont dotés d'un langage et discutent avec ce genre de philosophes seulement, ces derniers peuvent à juste titre s'en vanter ; mais comme ils se taisent toujours et ne discutent ni avec nous ni avec eux, il est évident que seule la raison en nous trouvera la nature des objets. Il faut donc que celui qui est capable de la découvrir fasse tout d'abord la démonstration par des objets qui pourront lui servir de preuve évidente, qu'il nous communique la méthode à laquelle se rattachent tous les problèmes de la méthode analytique et, après avoir distingué les similitudes entre les vrais et les faux arguments, qu'il nous montre où il est possible de détecter le mal — il ne serait sinon plus digne de confiance sur des objets qui sont obscurs.

Tous les hommes conviennent que ces affirmations sont correctes, sauf ceux qui sont présomptueux et précipités ; pour eux, la voie vers la vérité n'est ni longue ni escarpée, comme Hésiode l'affirme à propos de la vertu, mais courte et rapide, ou plutôt elle n'existe simplement pas[13]. Si en effet ce sont les objets eux-mêmes qui révèlent leur propre nature à tous les hommes, il n'est pas besoin de perdre du temps dans l'exercice des méthodes logiques. Oh vous les présomptueux, ne concéderiez-vous donc pas que pour nous autres, qui n'avons pas encore votre sagesse, il est tout à fait évident que tous les hommes doivent connaître la vérité de toutes choses, si précisément leur nature est apte à se révéler elle-même ? Ils se dérobent à nouveau lorsqu'on leur pose la question et prétendent que tous ne sont pas aptes à être instruits par les objets. Et lorsque nous demandons encore qui est apte à être instruit, ils prétendent être les seuls. Qu'ont-ils encore à dire d'autre, sinon défendre la vanité qu'ils avaient choisie dès le début ?

Quant à nous, nous ne faisons pas confiance à ces hommes, qui affirment ce qu'ils veulent. Pourquoi, par les dieux, les objets offrent-ils la démonstration de leur propre nature à eux seuls ? Est-ce parce qu'eux seuls n'ont rien appris des sciences fondamentales ? Mais cela est faux, car nombreux sont ceux qui n'ont rien appris de ces sciences. Ou est-ce parce qu'ils ont exercé la faculté rationnelle de leur âme dans des sciences qui peuvent en elles-mêmes servir réellement de preuve ? Mais ils n'ont certainement jamais touché à une telle théorie. Peut-être diront-ils qu'ils sont les seuls à être doués d'intelligence et à percevoir les choses par une appréhension directe, comme Lyncée pour les choses sous la terre[14]. Si leur âme est tellement perspicace, pourquoi donc sont-ils les plus ridicules de tous dans des problèmes dont la solution elle-même sert de preuve à qui les a vraiment résolus ? Car personne parmi eux n'a jamais su en résoudre un seul ; là où les autres apprennent grâce aux dires et aux explications des personnes qui en ont résolu, ceux-là, à cause de leur manque d'exercice, de la lenteur de leur âme, sont les seuls à ne rien apprendre. Même s'ils sont attentifs [à mes propos] (et l'un d'entre eux par hasard pourrait l'être), ils ne peuvent toutefois répéter ce qui a été dit.

Quel plus grand aveuglement dans la reconnaissance de ses propres erreurs que celui de tels hommes ? Ils se voient plus obtus que le commun des mortels lorsqu'il s'agit de comprendre et de mémoriser les solutions des problèmes d'arithmétique, de géométrie, d'architecture et d'astronomie, et ils croient résoudre si facilement les problèmes de philosophie qu'ils osent prétendre expliquer ces objets sans démonstration ni méthode logique. Tu peux également comprendre qu'ils veulent se flatter eux-mêmes et ne pas rechercher la vérité, en les voyant chacun d'eux se dresser contre une opinion face à leurs disciples, et accuser tous les autres de s'être trompés. Si je les réunis en un même lieu, ils ne l'accepteront pas, alléguant la pudeur et affirmant ne pas être capables de parler devant un grand nombre de personnes. Or certains d'entre eux ont quotidiennement des auditeurs, qui vingt, qui trente, qui parfois plus encore, et n'ont aucune pudeur à leur parler. Mais si je demande à trois ou quatre Platoniciens d'être présents à une assemblée, à trois ou quatre Épicuriens, à autant de Stoïciens et de Péripatéticiens, ainsi qu'à trois ou quatre Académiciens ou Sceptiques, de sorte que l'on arrive à un nombre de vingt philosophes, et, en plus d'eux, à autant de personnes ayant exercé leur faculté rationnelle dans les sciences, mais ignorant les arguments de la philosophie, aucun d'eux n'acceptera une telle réunion.

Pourtant, il est arrivé que, forcés par des personnes libres de toute appartenance à une secte mais exercées dans l'argumentation, ils aient accepté de se rendre à de telles réunions. Alors qu'ils se disputaient sur ces problèmes et déroulaient les mêmes discours, souvent se joignaient à eux un géomètre, quelques médecins, et d'autres personnes enclines à l'argumentation et exercées dans les sciences, mais ne pratiquant pas de profession du fait de leur aisance matérielle et n'étant asservies à aucune secte philosophique. À mon habitude, je demandai alors que l'on porte un jugement sur les arguments, et l'une d'elles répondit que la controverse serait décidée de la meilleure façon si nous pénétrions dans le vide qui, selon eux, entoure le monde et verrions alors clairement si un quelconque corps placé dans ce vide reste par nature en un même endroit ou s'il est transporté en un autre lieu. Cette réponse plut à tous, sauf aux philosophes, qui, incapables de distinguer les arguments probables des arguments nécessaires, ne cessèrent de se disputer entre eux et avec nous. Il est en effet probable qu'un corps placé dans le vide reste en un même lieu, comme il est également probable qu'il n'y reste pas ; aucune secte ne peut fournir une démonstration nécessaire.

6 Bien que je n'aie guère d'espoir de mettre un terme à leur présomption, le temps me semble venu de faire entendre mon avis également, afin de ne pas laisser la chose sans vérification, car j'estime que cela n'est pas une mince affaire. Ainsi donc, disais-je, on s'accorde sur le fait que toute démonstration commence par les objets les plus évidents ; mais déjà le premier passage de ces objets à ceux qui sont obscurs n'est pas admis par les Académiciens ni les Sceptiques ; de notre côté, nous l'admettons, et, surpassant leur embarras, nous trouvons quelque chose de plus.

Certains objets étant évidents pour l'esprit, d'autres pour les sens, ils paraissent parfois se contredire l'un l'autre. Premièrement, cette question nécessite quelqu'un d'exercé pour montrer qu'ils ne diffèrent pas l'un de l'autre. Deuxièmement, il est extrêmement important, en plus de cela, de les distinguer d'objets qui ne constituent pas des phénomènes évidents. Certains en effet se trompent parce que, dans leur précipitation, ils donnent leur consentement en tant que phénomènes évidents à des objets qui ne constituent pas de tels phénomènes. Et pourquoi t'étonner, dis-je, si cela arrive à des personnes précipitées à propos d'objets évidents pour l'intelligence, voyant que certains en sont victimes chaque jour à propos d'objets évidents pour les sens ? Ainsi, ayant aperçu de loin quelqu'un s'approcher, ils disent que c'est Dion, par exemple, qui arrive, comme s'ils l'avaient reconnu avec certitude ; de sorte qu'il arrive parfois que, vu de près, l'homme qui s'approchait s'avère être Théon, et non Dion. Si donc l'aspect des objets vus de loin n'est pas différent de celui des objets vus de près, ceux qui ne s'accordent pas entre eux sur les objets vus de loin ne pourront jamais réfuter leur contradicteur ni être réfutés par ce dernier. Mais si l'évidence des objets vus de près n'est pas la même que celle des objets qui ne le sont pas, ceux qui font l'expérience de l'évidence provenant d'un objet vu de près se trompent vraisemblablement[15].

C'est pourquoi tu dois t'en souvenir tout d'abord, avant de te lancer dans les objets évidents pour l'intelligence, et examiner si toi aussi tu as parlé avec précipitation. Regarde cet homme qui s'avance, disons Ménippe, qui lorsqu'il s'est approché a été identifié comme Théodore. Ou t'es-tu ta vie durant abstenu de ce genre de consentement que l'on nomme précipitation ou adhésion hâtive ? Je te le dis à toi seul. Personne ne peut démontrer que je me sois jamais trompé de la sorte. Dès mon adolescence, j'ai pris l'habitude de m'abstenir de consentements précipités, autant dans les objets qui se manifestent aux sens que dans ceux qui se manifestent à la raison. Comme je l'ai fait lorsque j'en suis venu à cette question, je te prie à nouveau de te souvenir de ne donner un faux consentement à aucun d'entre eux, comme je le vois faire chaque jour par de très nombreux amis : les uns ne croyant à rien de ce que dit une personne seule, mais ne s'opposant pas lorsque deux, trois ou quatre personnes disent une même chose ; les autres donnant par contre leur consentement complet à une seule personne, mais le donnant avec précipitation à deux, trois ou quatre personnes, sans discerner si c'est pour une raison commune que tous disent la vérité ou tous mentent. Il vaut mieux dans ce cas aller prudemment, comme je le fais, même si ceux qui donnent leur consentement de façon précipitée se moquent de moi en me taxant d'homme particulièrement méfiant. Certains de mes amis avaient appris d'un tiers qu'un tel revenait de l'étranger ; ils m'annoncèrent son arrivée, mais furent confondus comme menteurs. Lorsque je leur en fais le reproche, ils sont si loin de vouloir acquérir plus d'assurance pour le futur qu'ils s'emportent contre moi et prétendent n'être pas les responsables du mensonge, car ils ont cru aux dires d'un tiers, et la faute en revient à lui seul : ils ne veulent pas qu'on les accuse d'adhérer à tous les consentements précipités. Ils ne tomberaient pas dans le mensonge si, comme moi, ils avaient pris l'habitude de dire que tel m'a raconté telle chose à propos de tel autre. Or, s'étant trompés dans leur confiance en celui qui raconte, ils ont montré que non seulement ce dernier a menti, mais qu'eux aussi ont menti avec lui ; il leur aurait été pourtant possible de ne pas affirmer qu'un de leurs amis revenait de l'étranger, mais qu'ils l'avaient entendu d'un tel. Si donc ils continuent de donner leur consentement à telles choses, qui les démentent aussitôt après, que penser de leur comportement face à des choses obscures et plus difficiles à saisir ? Il est facile d'avoir un fait toujours présent à l'esprit, mais s'en tenir rigoureusement à l'ensemble des phénomènes évidents est bien plus difficile : la plupart refusent de prendre cette peine.

Quand je recherchai la cause de leur précipitation, c'est la présomption, sinon la convoitise, qui s'avéra avoir provoqué tout cela. Car lorsqu'ils voient que la rapidité à trouver quelque chose, soit par les sens soit par l'esprit, suscite la louange, ils pensent que c'est dans la rapidité de leur connaissance qu'ils se montreront meilleurs que leur voisin ; mais c'est la rapidité de leur ignorance, et non de leur connaissance qu'ils démontrent. Ainsi donc, voilà ce que j'avais à dire à l'ensemble de ceux qui se prononcent de façon précipitée.

7 Revenons aux philosophes se prononçant de façon précipitée sur les corps qui se tiennent dans le vide ou qui tombent vers le bas. L'architecte ne se prononcerait pas avant d'avoir pénétré dans le vide entourant le monde, mis la chose à l'épreuve, et clairement observé si chacun des corps qui s'y trouvent reste en un même lieu ou s'il se meut. Je sais pertinemment qu'il utilise pour ses démonstrations des principes évidents, que tous acceptent sans les contester. Mais vous qui philosophez sur des choses dont vous n'avez aucune connaissance évidente, vous affirmez pourtant qu'elles peuvent être connues de façon évidente, comme je l'ai entendu récemment dire dans une dispute entre deux philosophes. À l'un, il semblait que l'eau est plus lourde que le bois, à l'autre que le bois est plus lourd que l'eau, et chacun prononçait de longs discours en jetant des regards en tous sens. Pour l'un, l'argument principal était qu'une substance comprimée est plus lourde, et donc le bois est plus lourd que l'eau ; pour l'autre, l'eau a moins de vide[16]. Ils parlèrent ainsi, en offrant des preuves par des discours qui s'éternisaient, mais qui ne démontraient rien, comme s'il était impossible de reconnaître l'objet par les sens ; or tu sais bien que c'est ainsi que nous procédons. Les philosophes, qui voulaient continuer à discuter, demandèrent à l'architecte comment reconnaître de façon évidente quel objet était le plus lourd. Ils disaient que cela n'est pas possible avec une balance ni avec un vase rempli, car le bois peut tenir sur la balance, mais ne peut remplir le vase, alors que l'eau peut le faire. Ils continuaient à discourir ainsi selon leur habitude, lorsqu'il se mit à rire et dit : « Vous êtes toujours les mêmes, vous les présomptueux. Vous croyez connaître les objets qui sont en dehors du monde, sur lesquels il est possible de faire des conjectures, mais qu'on ne peut connaître scientifiquement ; vous ignorez pourtant tout à fait ceux que parfois le premier venu connaît, comme celui dont il s'agit maintenant, à savoir comment comparer le poids de l'eau et du bois. » Toute l'assemblée présente demanda à l'architecte de dire comment comparer scientifiquement et avec certitude le poids de l'eau et du bois ; il exposa rapidement et clairement le problème, si bien que tous comprirent, sauf les philosophes. Il fut obligé de répéter l'explication une deuxième, puis une troisième fois, jusqu'à ce qu'ils comprennent, et encore, tout juste. L'architecte poursuivit alors : « On a bien raison de dire que de tels philosophes n'ont rien d'autre que la présomption, eux dont la stupidité se révèle dans les objets connus de tous, et la présomption dans les objets inconnus. » Et moi, reprenant son argument, je dis qu'il était logique que cela leur arrive : en effet, ils n'ont jamais accepté de s'exercer et d'apprendre comment passer de ce que l'on connaît de façon évidente à ce qui est obscur, au moyen d'objets qui peuvent servir en eux-mêmes de preuve à ceux qui les ont résolus et qui réfutent ceux qui ne les ont pas trouvés. « Afin, dis-je, que vous puissiez rire et comprendre l'ampleur de leur vanité, je vais vous exposer un ou deux points sur lesquels, haussant le sourcil, ils se prononcent de façon précipitée. Je vais en premier dire ceci, d'autant qu'est arrivé un de ces philosophes péripatéticiens convaincus que ce monde-ci est unique et qu'il n'existe pas de vide ni en dehors ni à l'intérieur de lui. Ces deux philosophes (dis-je en montrant le Stoïcien et l'Épicurien) diffèrent des Péripatéticiens de deux façons : le Stoïcien parce qu'il dit qu'il n'y a pas de vide à l'intérieur du monde, mais qu'il y en a à l'extérieur. D'accord avec eux sur ces deux points, l'Épicurien en diffère sur un autre point. En effet, il n'admet pas que ce monde est unique, comme le croit le Stoïcien — qui en cela partage l'opinion des Péripatéticiens —, mais de même qu'il dit que le vide est d'une grandeur infinie, il affirme que les mondes qui se trouvent en lui sont en nombre infini. J'ai entendu ce qu'ont dit ces trois personnes qui voulaient défendre leurs propres visions, et je sais pertinemment qu'elles n'ont aucun argument démonstratif, mais uniquement des arguments probables et vraisemblables, et parfois même, rien de tout cela. Vous constaterez que je ne mens pas en priant chacune d'elles de donner la démonstration du problème posé ici[17]. » Ces philosophes disaient donc ce que nous savons déjà par ce qu'ils ont écrit dans leurs livres. Pour l'assemblée présente, il apparaissait clairement qu'aucun n'avait fourni d'arguments nécessaires ou proches d'une démonstration géométrique, mais que ces derniers étaient constitués de preuves dialectiques, telles qu'en usent les orateurs.

Mais là nous parlons des riches[18]. Tournons-nous donc vers nous-mêmes, qui ne sommes pas riches, et demandons une fois encore à l'un des sages s'ils sont en droit de se proclamer eux-mêmes les seuls connaisseurs de la vérité, alors qu'ils sont méprisés par tous, philosophes ou simples particuliers. Le plus étrange, dis-je, est que personne ne loue ces philosophes-là, s'il arrive à l'un d'eux de quitter son troupeau. Qui donc, le plus vraisemblablement, connaîtra la vérité ? Celui qui admet comme juges les autres philosophes — à l'exception de ceux qui n'en ont que l'apparence —, ainsi que les personnes formées dans toutes les disciplines logiques, à savoir les experts en arithmétique ou en calcul, les géomètres, les astronomes, les architectes, les juristes, les orateurs, les grammairiens et les musiciens, ou celui qui se juge et se couronne lui-même, mais qui, s'il admettait d'être soumis à l'épreuve par les autres juges, ne recevrait aucune voix ?

Voilà ce qu'il y avait à dire pour le moment sur les erreurs.

LES FACULTÉS DE L'ÂME SUIVENT LES TEMPÉRAMENTS DU CORPS

1 Les facultés de l'âme suivent les tempéraments du corps : j'ai mis ce principe à l'épreuve et l'ai examiné de différentes manières, non pas une fois ni deux fois, mais à de très nombreuses reprises, et non pas solitairement, mais tout d'abord avec mes maîtres puis avec les meilleurs philosophes. Et j'ai découvert qu'il est toujours vrai et utile pour ceux qui désirent embellir leurs âmes, puisque, comme je l'ai décrit en détail dans mon traité *Des caractères*, nous engendrons un bon tempérament au moyen des aliments, des boissons, ainsi que des activités quotidiennes[1] ; et c'est par un tel tempérament que nous parvenons à une excellence de l'âme, comme, à ce qu'on raconte, l'ont fait Pythagore et ses disciples, Platon et d'autres Anciens.

2 Le principe de base de tout l'argument qui va suivre est la connaissance de la différence des actions et des passions de l'âme qui se manifestent chez les petits enfants et à partir desquelles les facultés de l'âme deviennent évidentes. Ainsi, certains d'entre eux se montrent très lâches et peureux <...> certains insatiables et gourmands, d'autres ont des dispositions contraires, certains sont impudents, et d'autres pudiques <...> et beaucoup d'autres différences que j'ai toutes décrites ailleurs. Il suffira ici de montrer au moyen d'un exemple que les facultés des trois espèces et parties de l'âme sont par nature opposées chez les nouveau-nés. Il sera en effet possible d'en déduire que la nature de l'âme n'est pas la même pour tous. [Il est évident que dans de tels propos le mot nature signifie la même chose que substance.] Car si la substance de leurs âmes était strictement identique, celles-ci accompliraient les mêmes fonctions, et, sous l'effet des mêmes causes subiraient les mêmes passions. Il est clair que les enfants diffèrent les uns des autres autant par les substances de leurs âmes que par les fonctions et les passions de celles-ci ; et, dans ce cas, par leurs facultés aussi.

Beaucoup de philosophes se trompent déjà ici, car ils ont une idée confuse de la faculté. Il me semble qu'ils s'imaginent à propos des facultés que ce sont des choses qui habitent dans les substances, comme nous dans les maisons. Car ils ignorent qu'il y a une cause efficiente de tout ce qui se produit, conçue selon un rapport avec quelque chose, et que cette cause, en tant que chose particulière, reçoit une certaine catégorie propre et distincte, et que c'est dans la relation d'elle-même à la chose qui se produit qu'elle constitue la faculté de cette même chose ; c'est la raison pour laquelle nous disons que la substance possède autant de facultés que de fonctions. De la même manière, nous disons que l'aloès a une faculté purgative et tonique pour l'estomac, une faculté agglutinante pour les blessures sanglantes, une faculté cicatrisante pour les plaies lisses, une faculté desséchante pour l'humidité des paupières, et chacune des actions évoquées est accomplie par nul autre que l'aloès lui-même. Voilà en effet ce que ce dernier accomplit, et c'est parce qu'il peut faire cela que l'on dit qu'il a autant de facultés que d'actions. Nous disons donc que l'aloès peut purger et renforcer l'estomac, agglutiner les blessures, cicatriser les plaies, sécher les yeux qui sont humides, car il n'y a pas de différence à dire que l'aloès peut purger et qu'il a une faculté purgative. [De même, le fait de pouvoir sécher les yeux humides signifie la même chose que d'avoir une faculté desséchante pour les yeux.]

De la même manière, lorsque nous disons : l'âme raisonnante qui se situe dans le cerveau peut sentir par les organes sensoriels, et peut par elle-même se souvenir des objets sensibles, et voir la succession et la contradiction des choses ainsi que leur résolution et combinaison, nous n'exprimons rien d'autre que si nous disions de façon succincte : l'âme raisonnante possède de nombreuses facultés, à savoir la sensation, la mémoire, l'intelligence et chacune des autres facultés. Lorsque nous disons que non seulement elle peut sentir, mais aussi, selon le genre, voir, écouter, percevoir les odeurs et les saveurs, goûter, toucher, à nouveau nous disons qu'elle possède les facultés visuelle, acoustique, de l'odorat, gustative et tactile. De même, Platon disait également qu'elle a la faculté concupiscible — concupiscible au sens commun et non au sens propre qu'il lui donnait d'habitude. Il dit donc que les désirs de cette âme sont nombreux, que ceux de l'âme irascible sont également nombreux, et que ceux de la troisième sont encore beaucoup plus nombreux et variés[2]. Cette dernière, il l'appelle pour cette raison même « âme concupiscible » par excellence, de la même manière que les hommes ont parfois l'habitude de nommer ce qui prévaut dans un genre par le nom du genre tout entier, comme lorsque nous déclarons que tel vers a été dit par le poète et tel autre par la poétesse : nous entendons tous que le poète désigne Homère et la poétesse Sappho. [De même, nous disons du lion qu'il est « bête sauvage » par excellence, et nous nommons ainsi beaucoup d'autres choses par excellence.] Cette partie de l'âme que nous avons coutume d'appeler raisonnante est concupiscible, selon l'acception commune signifiant désir de vérité, de science, de connaissance, de compréhension et de mémoire, en résumé, de toutes les belles choses. Le désir de la liberté, de la victoire, de la domination, du pouvoir, de la gloire et des honneurs est propre à l'âme irascible. Le désir des plaisirs de l'amour, de chacun des aliments et des boissons est celui de l'âme que Platon nomme par excellence concupiscible. Et l'âme concupiscible n'a pas de goût pour le beau, ni l'âme raisonnante pour les plaisirs de l'amour, les aliments ou les boissons, comme du reste pour la victoire, le pouvoir, la gloire ou les honneurs ; et selon le même principe, l'âme irascible n'a pas les appétits qu'ont l'âme raisonnante et l'âme concupiscible.

3 Il a été démontré ailleurs qu'il y a trois espèces d'âmes, comme le voulait Platon ; de même, qu'elles siègent respectivement dans le foie, le cœur et le cerveau[3]. Platon est manifestement persuadé que parmi ces espèces et parties de l'âme tout entière, seule la partie raisonnante est immortelle ; quant à moi je n'ai pas à décider face à lui s'il en va ainsi ou autrement. Considérons d'abord les espèces d'âmes qui se situent dans le cœur et le foie, dont lui et moi convenons qu'elles sont détruites lors de la mort. Chacun des deux viscères a une substance propre : ne cherchons pas encore à définir de laquelle il s'agit précisément, mais souvenons-nous de la substance commune à tous les corps. Nous avons démontré qu'elle est composée de deux principes, la matière et la forme, la matière conçue par l'intelligence, mais possédant en elle-même un tempérament de quatre qualités : la chaleur et la froideur, la sécheresse et l'humidité. En résultent le bronze, le fer, l'or, la chair, les nerfs, le cartilage, la graisse et tous les corps appelés simplement premiers par Platon et homéomères par Aristote[4].

De sorte que lorsque Aristote lui-même dit que l'âme est forme du corps, il faut lui demander, à lui ou à ses disciples, si nous devons comprendre qu'il appelle forme la forme extérieure, comme dans les corps organiques, ou s'il s'agit du second principe des corps naturels, créateur d'un corps qui est homéomère, simple et n'offrant pas de composition organique perceptible par les sens[5]. Ils répondront nécessairement qu'il s'agit du second principe des corps naturels, s'il est vrai que les fonctions sont premières dans ces corps. (Je l'ai démontré ailleurs et, si nécessaire, je le répéterai ici.) Et si tous ces corps se composent de matière et de forme — Aristote lui-même considère que le corps naturel est engendré lorsque les quatre qualités apparaissent dans la matière —, nécessairement le tempérament de ces qualités crée la forme du corps, si bien que même la substance de l'âme est dans un certain sens un tempérament des quatre constituants, qu'on les appelle qualités, à savoir la chaleur, la froideur, la sécheresse et l'humidité, ou qu'on les appelle corps, à savoir le chaud, le froid, le sec et l'humide. [Il a été démontré que les facultés de l'âme suivent sa substance, dans la mesure où les fonctions le font aussi.] S'il y a une forme d'âme raisonnable, elle sera mortelle. Car elle aussi est un tempérament du cerveau. [Ainsi, toutes les formes et parties de l'âme suivront pour leurs facultés le tempérament, c'est-à-dire la substance même de l'âme.]

Si par contre elle est immortelle, comme le veut Platon, pourquoi, lorsque le cerveau est refroidi violemment, ou réchauffé, séché ou humidifié à l'excès, s'en sépare-t-elle ? Il eût mieux fait de l'écrire lui-même comme il l'a fait pour d'autres choses dans ce domaine. En effet, selon Platon, la mort survient lorsque l'âme se sépare du corps. Pourquoi une abondante évacuation de sang, l'absorption de ciguë et une fièvre très violente feraient qu'elle s'en sépare ? Si Platon vivait, je lui demanderais de me l'apprendre. Mais, puisque [Platon] lui-même n'est plus, et qu'aucun des maîtres platoniciens ne m'a enseigné la raison pour laquelle l'âme se sépare nécessairement du corps sous les effets que j'ai énoncés, j'ose affirmer moi-même que toute espèce de corps ne convient pas pour recevoir l'âme raisonnante. En effet, je constate que cela est conforme à la doctrine de Platon au sujet de l'âme, mais je ne peux énoncer aucune démonstration, car je ne sais quelle est la substance de l'âme, dans la mesure où nous admettons qu'elle appartient au genre des substances dépourvues de corps. Je constate qu'en effet les tempéraments des corps diffèrent grandement les uns des autres et sont très nombreux. Cependant, pour une substance incorporelle qui peut exister en elle-même, mais qui n'est ni qualité ni forme d'un corps, je ne conçois aucune différence possible, bien que j'aie souvent examiné la question avec soin. Et si elle ne réside en aucun endroit du corps, comment pourrait-elle s'y étendre entièrement ? Je n'ai pas été capable de comprendre ces choses même par l'imagination, bien que je m'y sois efforcé très longtemps. Je connais ce qui apparaît de façon claire et évidente : l'évacuation de sang ou l'absorption de ciguë refroidissent le corps, une violente fièvre le réchauffe à l'excès. Et je demande à nouveau : pourquoi l'âme abandonne-t-elle totalement le corps refroidi violemment ou surchauffé ?

Après de nombreuses recherches, je n'ai pas trouvé pourquoi, lorsque la bile blonde s'accumule dans le cerveau, nous sommes entraînés vers le délire, ni, dans le cas de la bile noire, vers la mélancolie, ni pourquoi le phlegme et les substances refroidissantes en général provoquent la léthargie qui entraîne des pertes de mémoire et d'intelligence, ni pourquoi la ciguë lorsqu'elle est bue provoque la démence, elle dont le nom provient du mal que nous voyons se produire dans le corps sous son effet[6] ? Il est clair que le vin allège tous les chagrins et abattements, et nous en faisons l'expérience chaque jour. Zénon, dit-on, affirmait que, de même que les lupins amers deviennent doux une fois qu'ils sont trempés dans l'eau, lui aussi se trouvait dans la même disposition, mais sous l'effet du vin[7]. On dit également que la racine vineuse agit encore davantage que ce dernier : c'est la drogue de l'hôtesse égyptienne dont parle le poète :

> Et aussitôt, dans le vin qu'il buvait, elle jeta la drogue,
> qui bannit la tristesse, dissipe la colère, et fait oublier tous les maux[8].

Mais assez de cette racine vineuse ; nous n'en avons nullement besoin dans ce traité, puisque nous voyons chaque jour le vin agir comme les poètes le disent :

> Le vin doux comme le miel te nuit et en a troublé
> bien d'autres qui le consomment avec avidité et boivent sans mesure.
> Le vin égara même le Centaure, le célèbre Eurytion, venu chez les Lapithes,
> dans le palais de Pirithoos au grand cœur. L'esprit égaré par le vin,
> pris de folie, il fit grand tort dans la maison de Pirithoos[9].

Du vin, il dit ailleurs :

> Lui qui rend fou, qui incite même le sage à chanter à l'excès,
> et lui permet de rire aimablement et de danser,
> de proférer le mot qu'il eût mieux valu taire[10].

Théognis lui aussi disait ainsi :

> Le vin bu en quantité est mauvais, mais si on le boit
> avec prudence, il n'est pas mauvais, mais bon[11].

S'il est bu avec mesure, le vin, par la digestion, la distribution des sucs, la production du sang et la nutrition, contribue grandement à rendre notre âme plus douce et en même temps courageuse, au moyen bien sûr du tempérament du corps, lequel à son tour est produit au moyen des humeurs. Le tempérament du corps, comme je le disais, non seulement transforme les fonctions de l'âme, mais est également capable de la séparer du corps. Dira-t-il autre chose, celui qui voit les drogues refroidissant ou réchauffant à l'excès tuer immédiatement quiconque en a ingéré ? Les venins des animaux appartiennent également à ce genre. Nous voyons les personnes qui ont été mordues par une vipère mourir aussitôt, semblablement à celles qui meurent par l'absorption de ciguë, car son venin est également refroidissant. Quiconque pense que l'âme possède une substance particulière conviendra nécessairement qu'elle est soumise au tempérament du corps, dans la mesure où le vin a le pouvoir de séparer l'âme du corps, de pousser au délire, de priver de mémoire et d'intelligence, de rendre plus chagrin, timoré et découragé, comme cela se manifeste dans les mélancolies, tandis que celui qui boit le vin avec mesure subit les effets contraires.

4 Se peut-il que les facultés de l'âme soient naturellement modifiées par le tempérament de chaud et de froid, tandis qu'elles ne seraient affectées en rien par le sec et l'humide ? Les drogues et le régime quotidien pourtant nous fournissent de nombreuses preuves à ce sujet, que je décrirai toutes rapidement et en bon ordre, après un rappel de l'argument de Platon, selon lequel l'âme, sous l'effet de l'humidité du corps, se met à oublier ce qu'elle connaissait avant d'être attachée au corps. Il le dit à peu près en ces termes dans le *Timée*, dans ce passage du traité où il affirme que les dieux créèrent l'homme en lui attachant l'âme immortelle « en un corps soumis à des affluences et à des effluences »[12]. Il sous-entend manifestement l'humidité de la substance des nouveau-nés. Il ajoute ceci à la suite : « Attachée à un puissant fleuve, elle ne dominait pas ni n'était dominée, mais elle était entraînée de force par lui et elle l'entraînait de force[13]. » Et à nouveau peu après : « Si la vague submergeante et refluante qui fournit la nourriture était grande, alors les incidents qui de l'extérieur affectent chacun causaient un trouble encore plus grand[14]. » Puis, ayant énuméré ces derniers, il dit ensuite : « À cause de toutes les affections initiales, l'âme au début, lorsqu'elle s'attache à un corps mortel, devient déraisonnable. Mais quand le flux de la croissance et de la nourriture diminue, les révolutions de l'âme, retrouvant leur tranquillité, prennent leur propre voie et s'affermissent avec le temps. Alors, chaque cercle prenant désormais sa forme naturelle, les circonvolutions se régularisent ; elles nomment correctement l'autre et le même et finissent par rendre sensé celui qui les possède[15]. »

Lorsqu'il dit : « le flux de la croissance et de

la nourriture diminue », il est clair qu'il désigne l'humidité dont il a parlé auparavant comme la cause de la déraison de l'âme. Car la sécheresse mène l'âme à l'intelligence, et l'humidité à la déraison. Mais si l'humidité provoque la déraison et la sécheresse l'intelligence, une extrême sécheresse provoquera une extrême intelligence, et le mélange avec l'humidité enlèvera à l'intelligence parfaite une part égale à l'humidité qu'elle possède. Quel animal mortel possède un corps à ce point dépourvu d'humidité qu'il est semblable à celui des astres ? Aucun même ne s'en approche. En sorte qu'aucun corps d'animal mortel ne possède [et ne s'approche de] l'extrême intelligence, alors que tous possèdent une part de déraison égale à celle d'humidité qu'ils contiennent.

Si la partie raisonnante de l'âme, dont la substance est de forme simple, change avec le tempérament du corps, ne doit-on pas penser que la forme mortelle est d'autant plus affectée ? N'est-il pas manifeste qu'elle est tout entière asservie au corps ? Il est préférable de dire qu'elle n'est pas asservie, mais que la partie mortelle de l'âme est elle-même le tempérament du corps. [Il a été démontré auparavant que l'âme mortelle est le tempérament du corps.] Le tempérament du cœur est la forme irascible de l'âme, et celui du foie, la forme appelée concupiscible par Platon, nutritive et végétative par Aristote. Andronicos le Péripatéticien, en homme libre et sans obscures complications, a osé affirmer ouvertement que la substance de l'âme est le tempérament ou la faculté du corps : je le loue grandement et j'approuve son opinion. (Je le trouve d'ailleurs tel en beaucoup d'autres occasions.) Mais lorsqu'il dit qu'elle est soit un tempérament, soit une faculté consécutive au tempérament, je lui reproche l'ajout du terme « faculté ». Si l'âme, en tant que substance, possède plusieurs facultés — Aristote l'a dit correctement et a bien distingué cette homonymie : la matière et la forme et l'ensemble des deux étant appelés substances, il a affirmé que l'âme est substance quant à la forme —, il n'est pas permis de l'appeler autrement que tempérament, comme cela a été démontré peu avant[16]. La doctrine des Stoïciens elle aussi comprend l'âme dans ce genre de substance. Car ils veulent que l'âme, comme la nature, soit un souffle, mais plus froid et humide pour la nature, et plus chaud et sec pour l'âme. Si bien que le souffle est une matière propre de l'âme, et la forme de la matière un certain tempérament bien proportionné de la substance aérienne et ignée. On ne peut dire que l'âme soit seulement air, ni seulement feu ; en effet, il est impossible qu'un animal devienne extrêmement froid, ni extrêmement chaud, ni dominé par l'un ou l'autre de façon excessive car, s'il dépasse même de peu la bonne proportion, l'animal est pris de fièvre à cause de la quantité disproportionnée de feu, tandis qu'il se refroidit, pâlit, devient moins sensible ou tout à fait insensible par la prédominance de l'air. Pris indépendamment, ce dernier est froid et il devient bien tempéré lors de son mélange avec l'élément igné. Tu auras désormais compris clairement que, pour les Stoïciens, la substance de l'âme advient par un certain tempérament d'air et de feu. Chrysippe doit son intelligence à leur mélange tempéré, tandis que les fils d'Hippocrate, dont les comiques ont moqué la sottise, doivent leur grossièreté à une chaleur disproportionnée[17]. Peut-être dira-t-on qu'il ne faut pas louer Chrysippe pour son intelligence, ni blâmer ceux-là pour leur sottise, ni encore, à propos de la partie concupiscible de l'âme, louer ceux qui se contiennent et blâmer ceux qui sont indisciplinés, ni pareillement, pour les actions et affections de la partie irascible, louer ceux qui sont audacieux et blâmer ceux qui sont timorés.

5 Il sera question de cela un peu plus tard ; mais à ce que je m'étais fixé au début, j'ajouterai maintenant ce qui reste, en rappelant à nouveau qu'il n'est pas possible de tout démontrer en toute chose, et, en outre, qu'il y a deux écoles en philosophie [selon la première division]. Les uns pensent que la substance de l'univers entier est uniforme, les autres qu'elle se divise en un entrelacement avec le vide[18]. La deuxième doctrine n'est pas vraie, comme nous l'avons constaté au moyen des critiques contenues dans l'ouvrage *Des éléments d'après Hippocrate*[19]. Ayant admis pour notre présent propos l'hypothèse que notre substance s'altère et que son tempérament produit le corps naturel dans ses parties homéomères, nous avons démontré que la substance de l'âme est constituée d'après le tempérament, à moins que l'on n'admette, comme l'a fait Platon, que l'âme est incorporelle et qu'elle peut exister sans le corps. Contre ceux qui admettent cela, il a déjà été suffisamment démontré que le tempérament du corps empêche l'âme de remplir ses fonctions propres.

D'autres démonstrations seront apportées, mais maintenant [ayant dit les choses ainsi], il nous semble préférable d'ajouter l'argument sur les tempéraments.

Ceux qui considèrent que l'âme est forme du corps pourront en effet dire que c'est la bonne proportion du tempérament et non la sécheresse qui la rend plus intelligente ; en cela, ils seront en désaccord avec ceux qui considèrent que plus le tempérament est sec, plus l'âme devient intelligente. Cependant, n'admettrons-nous pas, comme Héraclite et ses disciples, que la sécheresse est cause de l'intelligence ? Celui-ci a dit en effet : « lumière sèche, âme très sage », jugeant lui aussi que la sécheresse est cause de l'intelligence [ce qu'indique le nom même de lumière][20]. Il faut admettre que cette opinion est meilleure, en ayant à l'esprit que les astres, qui à la fois sont secs et lumineux, possèdent une intelligence extrême. [Car si quelqu'un disait qu'ils ne la possèdent pas, il paraîtrait être insensible à la supériorité des dieux.] Comment expliquer que nombreux sont ceux qui divaguent lorsqu'ils atteignent un âge très avancé, alors qu'il a été démontré que l'âge de la vieillesse est sec ? Nous affirmons que ceci n'est pas dû à la sécheresse, mais à la froideur, car cette dernière nuit manifestement à toutes les actions de l'âme.

Ces points, quoique accessoires, démontrent à l'évidence le sujet de notre présent traité : que les actions et passions de l'âme suivent les tempéraments du corps. Si l'âme est forme du corps homéomère, nous aurons une démonstration tout à fait scientifique à partir de sa substance même. Admettons qu'elle est incorporelle et pourvue d'une nature propre, comme le disait Platon ; or, lui-même avoue qu'elle est dominée par le corps et qu'elle lui est asservie, du fait de l'absence de raison des nouveau-nés et des vieillards qui divaguent, et encore de ceux qui sont atteints par le délire, la manie ou la perte de mémoire [ou l'absence de raison] lors de l'administration de drogues ou sous l'effet de quelque mauvaise humeur produite dans le corps. Tant que la conséquence des causes mentionnées est l'oubli, l'absence de raison, l'immobilité ou l'insensibilité, on pourra dire que l'âme est entravée dans le fonctionnement des facultés qu'elle possède par nature. Mais lorsqu'on croit voir ce qu'on ne voit pas, entendre ce que personne n'a dit, et qu'on prononce des choses indécentes, interdites ou totalement inintelligibles, ce n'est pas seulement la preuve d'une perte des facultés innées que possède l'âme, mais aussi de l'irruption de facultés opposées. Ce dernier point jette un fort soupçon sur la substance de l'âme tout entière, qui incite à penser qu'elle n'est pas incorporelle. Car comment, sous l'effet de son union avec le corps, serait-elle amenée à la nature qui lui est opposée, si elle n'était ni qualité, ni forme, ni affection, ni faculté du corps ?

Mais laissons cela, afin que cette digression ne devienne pas plus importante que l'objet que nous nous étions proposé. La soumission de l'âme aux maux du corps apparaît à l'évidence lors des mélancolies, des phrénésies et des manies. Ne reconnaître « ni soi-même, ni ses proches » à cause de la maladie — ce que Thucydide dit s'être produit chez de nombreuses personnes, et que nous avons constaté nous-même lors de la maladie pestilentielle survenue il y a peu d'années —, est analogue au fait de ne pas voir à cause d'une chassie ou d'une cataracte, sans que la faculté visuelle elle-même ne soit affectée[21]. Mais voir triple plutôt que simple est une affection très grave de la faculté visuelle, qui ressemble à la phrénésie.

6 Mais Platon lui-même savait que l'âme est lésée par un mauvais mélange des humeurs du corps, comme le passage suivant le montre : « Quand les phlegmes acides et salés et tout ce qu'il y a d'humeurs amères et bilieuses, après avoir erré dans le corps, ne trouvent pas de moyen de s'exhaler vers l'extérieur, mais, restant enfermés à l'intérieur, sont brassés et mélangent leur propre vapeur avec le cours de l'âme, ils provoquent diverses maladies de l'âme plus ou moins fortes, plus ou moins fréquentes qui se portent vers les trois sièges de l'âme. Selon qu'ils se fixent sur tel ou tel d'entre eux, s'ensuivent diverses sortes de morosités et d'abattements, diverses sortes d'audaces et de lâchetés, ainsi que d'oublis et de difficultés d'apprendre[22]. » Dans ce passage, Platon convient clairement que l'âme devient la proie d'un certain mal, à cause d'un mauvais mélange des humeurs qui survient dans le corps, de même qu'elle s'établit dans la maladie à cause de la constitution du corps, comme l'atteste le passage suivant : « Celui chez qui la semence est abondante et visqueuse vers la moelle est semblable à un arbre qui se trouve par nature avoir plus de fruits que la bonne proportion. Il éprouve à chaque fois de nombreuses douleurs mais aussi de nombreux plaisirs dans ses désirs et dans les produits qui y ont trait. Il est furieux pendant la majeure partie de sa vie à cause de très grands plaisirs et chagrins. Alors que son âme devient malade et insensée sous l'effet du corps, il est considéré à tort comme délibérément mauvais plutôt que malade. En vérité, l'intempérance dans les plaisirs de l'amour est en grande partie une maladie de l'âme, qui dépend d'un genre de constitution fluide et humide du fait de la porosité des os dans le corps[23]. »

Il a suffisamment démontré dans ce passage que l'âme est malade à cause d'une mauvaise constitution du corps. La pensée du philosophe n'est pas moins claire dans les lignes qui suivent. Que dit-il ? « Presque toutes les intempérances dans les plaisirs, que l'on reproche comme le fait de personnes délibérément mauvaises, sont l'objet d'un reproche infondé. Car personne n'est délibérément mauvais, mais c'est à cause d'une constitution vicieuse du corps ou d'une piètre éducation que l'on devient mauvais. Ces choses se produisent en effet de manière hostile et contraire à la volonté de chacun[24]. » Platon convient des choses que j'ai démontrées auparavant : cela ressort clairement de ces passages et de beaucoup d'autres, les uns dans le *Timée*, comme ceux que l'on vient de citer, les autres qu'il serait possible de trouver dans d'autres livres.

7 Aristote lui aussi croit que les facultés de l'âme suivent le tempérament du sang maternel, d'où, dit-il, notre sang tire son origine, comme cela ressort clairement de ses paroles. Dans le deuxième livre des *Parties des animaux*, il écrit ceci : « Plus le sang est épais et chaud, plus il est apte à engendrer la force, plus il est subtil et froid, plus il favorise la sensation et l'intelligence. La même différence existe pour les animaux qui ont un analogue du sang ; c'est pourquoi les abeilles et d'autres animaux de cette sorte sont plus sensés par nature que beaucoup d'autres pourvus de sang. Parmi ces derniers, ceux qui ont un sang froid et subtil sont plus sensés que ceux qui sont dans le cas contraire. Les meilleurs sont ceux qui l'ont chaud, subtil et pur, car ils sont à la fois enclins au courage et au bon sens. C'est pourquoi aussi les parties supérieures ont la même différence à l'égard des inférieures, le masculin à l'égard du féminin, les parties droites du corps à l'égard des parties gauches[25]. »

Dans ce passage également, il est clair qu'Aristote veut que les facultés de l'âme suivent la nature du corps. Plus bas dans le même traité, il n'avance pas moins la même opinion lorsqu'il écrit : « Une sorte de sang possède ce qu'on appelle fibres, et une autre n'en possède pas, comme celui des cerfs et des chevreuils ; c'est pour cela qu'un tel sang ne coagule pas. Car la partie aqueuse du sang est plus froide et de ce fait ne coagule pas, tandis que la partie terreuse coagule lorsque l'humidité s'évapore [lors de la coagulation] ; en effet, les fibres sont faites de terre. Il arrive que certains aient l'esprit plus pénétrant ; toutefois, cela n'est pas dû à la froideur du sang, mais plutôt à sa subtilité et à sa pureté, que ne possède pas ce qui est fait de terre. Ceux qui ont une humidité plus subtile et plus pure ont des sensations plus vives. C'est également la raison pour laquelle certains animaux dépourvus de sang ont l'âme plus intelligente que d'autres qui en sont pourvus, comme on l'a dit auparavant, telles l'abeille et l'espèce des fourmis et d'autres espèces semblables s'il en existe. Ceux qui sont très aqueux sont plus couards car la crainte refroidit. Ceux qui ont un tel tempérament dans le cœur sont prédisposés à cette passion : car l'eau se durcit par le froid. C'est pourquoi, en résumé, ceux qui sont dépourvus de sang sont plus couards que ceux qui en sont pourvus : pris de crainte, ils restent immobiles, lâchent des excréments et certains changent de couleur. Ceux qui possèdent des fibres nombreuses et épaisses sont d'une nature très terreuse, d'un caractère emporté et sont facilement excitables à cause de l'emportement, car ce dernier peut produire de la chaleur. Les solides, une fois chauffés, donnent plus de chaleur que les liquides, et, du fait que les fibres sont solides et terreuses, elles deviennent comme des étuves dans le sang et produisent un bouillonnement lors des emportements. Voilà pourquoi les taureaux et les sangliers sont emportés et facilement excitables, car leur sang est très fibreux et celui du taureau coagule le plus rapidement de tous. Mais si l'on enlève ces fibres, le sang ne coagule plus. Si l'on retranche l'élément terreux de la boue, l'eau ne durcit plus ; il en va de même pour le sang. Car les fibres sont de terre et si elles ne sont pas enlevées, celui-ci coagule comme la terre humide [le ferait] sous l'effet du froid. Le chaud étant évacué sous l'effet du froid, l'humidité s'évapore en même temps, comme on l'a dit auparavant, et le durcissement se produit par l'assèchement, non pas sous l'effet du chaud mais du froid. L'humidité dans les corps est due à la chaleur des animaux[26]. »

S'étant exprimé ainsi, Aristote ajoute immédiatement après : « La nature du sang est la cause de beaucoup d'aspects concernant le caractère et la sensation chez les animaux ; avec raison, car c'est là la matière du corps tout entier. La nourriture est en effet matière, et le sang la nourriture ultime. Il en résulte donc de grandes différences selon que celui-ci est chaud, froid, subtil, épais, pur ou trouble[27]. » Il existe d'autres passages de lui dans ses écrits sur les animaux [de cet auteur] et dans les livres des *Problèmes* [de cet auteur], mais il m'a semblé superflu de les citer tous. Il me suffit de présenter la pensée d'Aristote relative aux tempéraments du corps et aux facultés de l'âme.

J'ajouterai toutefois des propos tirés du premier livre de l'*Histoire des animaux*, dont certains se réfèrent directement au tempérament, tandis que d'autres s'y réfèrent par l'intermédiaire des signes physiognomoniques [et surtout chez Aristote]. Car celui-ci veut que, pour chaque genre d'animal, la conformation du corps tout entier soit conforme aux caractères et aux facultés de l'âme. Ainsi, par exemple, la génération des animaux pourvus de sang se fait à partir du sang maternel : les caractères de l'âme suivent donc le tempérament de ce dernier, comme il l'a également montré dans les passages cités auparavant. Quant à la conformation propre des parties organiques, elle dépend des caractères de l'âme [selon Aristote lui-même]. En cela aussi, il y a donc beaucoup d'autres indices se rapportant aux caractères de l'âme et au tempérament du corps. Certains signes physiognomoniques renvoient directement au tempérament, sans aucun intermédiaire. Tels sont la couleur de la peau, les poils, ainsi que la voix et les fonctions des parties.

Écoutons à présent ce qu'a écrit Aristote dans le premier livre de l'*Histoire des animaux* : « La partie du visage qui se trouve sous le bregma et entre les yeux est le front : ceux qui l'ont grand, sont plus lents, ceux qui l'ont petit, vifs, et ceux qui l'ont large, facilement excitables[28]. » Voilà un passage suivi d'un autre peu après qui dit ceci : « Sous le front poussent les deux sourcils ; droits, ils sont le signe d'un caractère mou, recourbés vers le nez, d'un caractère dur, recourbés vers les tempes, d'un caractère moqueur et railleur, disposés vers le bas, d'un caractère envieux[29]. » Puis à nouveau, peu après : « Lorsque les deux coins de l'œil, à l'endroit où les paupières du haut et du bas se rejoignent, l'un du côté du nez et l'autre du côté des tempes, sont allongés, c'est un signe de mauvais caractère, alors que s'ils ont des caroncules charnus près de la narine, c'est un signe de méchanceté[30]. » [À nouveau peu après : « Les sourcils, s'ils sont disposés vers le bas, sont un signe de caractère envieux[31]. »] Et plus loin, à nouveau : « Le blanc de l'œil est semblable chez presque tous, tandis que ce qui est appelé le noir diffère ; il est noir chez certains, d'un bleu intense chez d'autres, gris chez d'autres encore et semblable à celui des chèvres dans d'autres cas, ce qui est le signe du meilleur caractère[32]. » Il écrit également ceci peu après : « Pour ce qui est des yeux, certains les ont grands, d'autres petits, d'autres enfin moyens ; les moyens sont les meilleurs. Ils peuvent être extrêmement proéminents ou enfoncés ou entre-deux. Ceux qui les ont très enfoncés ont, pour chaque animal, la meilleure vue, tandis que ceux qui sont entre deux sont le signe du meilleur caractère. Certains ont tendance à cligner, d'autres à être immobiles, d'autres encore à être entre deux ; ceux qui sont entre deux sont le signe du meilleur caractère, les autres, respectivement, d'un caractère impudent ou irrésolu[33]. » Et à nouveau peu après, dans son exposé sur les oreilles, il est écrit ainsi au sujet de leur grandeur : « Elles sont grandes ou petites ou moyennes, très décollées ou pas du tout ou moyennement ; celles qui sont moyennes sont le signe du meilleur caractère. Celles qui sont grandes et décollées sont le signe de stupidité et de verbosité[34]. » Voilà ce qu'a écrit Aristote dans le premier livre de l'*Histoire des animaux*, et il rappelle un grand nombre d'autres observations de physiognomonie dans un autre traité[35] ; j'en aurais ajouté quelques passages, si je ne craignais de me voir attribuer la réputation de faire de longs discours et de perdre inutilement du temps, puisqu'il m'est possible de citer le témoignage du premier de tous les médecins et philosophes à avoir découvert cette théorie, le divin Hippocrate.

8 Dans le livre où il expose son enseignement sur *Les airs, les lieux et les eaux*, il s'exprime tout d'abord au sujet des villes dont il dit qu'elles sont orientées vers les Ourses[36] ; voici à peu près ses termes : « Les caractères sont plus sauvages que doux[37]. » Puis encore, au sujet de celles qui sont orientées vers le Levant : « Les hommes ont la voix claire et sont meilleurs dans leurs dispositions et dans leur intelligence que ceux qui sont orientés vers le Borée[38]. » Ensuite, après s'être étendu à leur sujet, il poursuit à peu près ainsi : « J'affirme que l'Asie diffère extrêmement de l'Europe dans la nature de toutes choses, autant des produits de la terre que des hommes. Car en Asie, tout est beaucoup plus beau et beaucoup plus grand. Cette région est plus douce que l'Europe, et les caractères des hommes plus doux et mieux disposés. La cause en est le tempérament des saisons[39]. » Il dit que le tempérament est la cause non seulement des autres choses dont il traite, mais également des caractères. Selon lui, le tempérament des saisons en chaleur, froideur, sécheresse et humidité les différencie les unes des autres : j'ai rassemblé de nombreux passages dans le traité où je prouve que, dans son livre sur la *Nature de l'homme*, il défend la même opinion au sujet des éléments que dans tous ses autres écrits[40]. Dans les passages qui suivent celui précédemment cité, il enseigne la même chose et écrit au sujet de cette région bien tempérée qu'elle produit, selon lui, des hommes au caractère bien tempéré. « Elle n'est en effet ni entièrement brûlée par la chaleur, ni desséchée par l'absence d'eau ou par des sécheresses, ni éprouvée par le froid[41]. » De ce fait, il dit peu après : « La virilité, l'endurance, l'énergie et la fougue ne sauraient naître dans une telle nature, que l'on soit de race indigène ou étrangère, mais le plaisir domine nécessairement[42]. » Et plus bas dans le même ouvrage, il écrit ceci : « Quant au manque de fougue et de virilité des hommes, les Asiatiques sont beaucoup moins guerriers et plus doux de caractère que les Européens : les saisons en sont la cause essentielle, car elles n'entraînent de grands changements ni vers le chaud, ni vers le froid, mais elles sont assez semblables les unes aux autres[43]. » Néanmoins, peu après, il s'exprime à nouveau : « Tu trouveras que les Asiatiques diffèrent les uns des autres : les uns sont meilleurs, les autres pires. Les changements de saisons en sont la cause, comme je l'ai dit précédemment[44]. »

Plus bas dans ce traité, lorsque le propos porte sur les habitants de l'Europe, il écrit ceci : « La sauvagerie, la dureté et la fougue prennent naissance dans une telle nature[45]. » Et après cela, il écrit dans un autre passage : « Ceux qui habitent une région montagneuse, rude, élevée et riche en eau, subissant de grands changements de saisons, seront vraisemblablement d'une stature grande et naturellement disposés à l'endurance et à la virilité ; de telles natures ne sont pas sans sauvagerie ni brutalité. Tandis que ceux qui habitent des régions au fond de vallées herbeuses et étouffantes, qui reçoivent une part plus grande de vents chauds que de vents froids, et utilisent des eaux chaudes, ne sauraient être grands ni longs ; ils sont naturellement disposés à être larges, charnus et à avoir des poils noirs. Ils sont plus sombres que clairs et moins phlegmatiques que bilieux. Par nature, il ne saurait y avoir dans leur âme ni virilité ni endurance ; mais la loi venant s'ajouter leur permettrait cependant d'acquérir ces dernières[46]. » Lorsqu'il parle de loi, il veut dire le cours régulier de la vie dans chaque région, que nous nommons nourriture, éducation et habitudes locales.

Je rappellerai cela un peu plus loin dans mon exposé, mais à présent, je veux encore ajouter ce passage d'Hippocrate : « Ceux qui habitent une région élevée, douce, venteuse et riche en eaux, peuvent être d'une stature grande, et semblables d'aspect ; leurs pensées sont peu viriles et douces. [Et joignant ce qui suit au sujet de ces régions, il écrit encore cela :] Dans une région pelée, aride et nue, où les changements de saisons ne sont pas bien tempérés, ceux qui y habitent sont vraisemblablement d'une stature énergique et dure ; ils sont plus blonds que sombres et de caractères et de dispositions volontaires et opiniâtres[47]. » Et pour ne pas rappeler trop de passages de lui, il dit à la suite : « Car tu découvriras que, dans la plupart des cas, la stature des hommes et leurs manières suivent la nature de la région[48]. » Il dit souvent dans ce traité que c'est bien sûr par le chaud, le froid, l'humide et le sec que la région même diffère d'une autre région. C'est pourquoi il dit ceci à la suite : « Là où la terre est grasse, molle et riche en eau, que les eaux sont proches de la surface de la terre, de sorte qu'elles sont chaudes en été et froides en hiver et là où les saisons sont favorablement réparties, les hommes sont charnus, leurs articulations ne sont pas visibles ; ils sont humides, peu endurants et leur âme est en général mauvaise. Ils ont en eux indolence et somnolence ; dans leurs métiers, ils ne sont ni raffinés, ni subtils, ni précis[49]. » Dans ces paroles à nouveau, il montre de manière très claire que non seulement les caractères, mais également la lourdeur de l'esprit et l'intelligence suivent les tempéraments des saisons. Le passage [de lui] qui suit dit la même chose, car il écrit en ces termes : « Là où la terre est nue, aride et rude, accablée par l'hiver et brûlée par le soleil, tu trouveras des hommes durs, secs, aux articulations visibles, énergiques et velus ; sont ancrées dans une telle nature la précision dans le travail et l'insomnie ; ils ont des caractères et des dispositions volontaires et opiniâtres, et plus de sauvagerie que de douceur. Tu trouveras qu'ils sont précis et avisés dans les métiers et qu'ils sont excellents à la guerre[50]. » Dans ce passage, il dit à nouveau clairement que non seulement les caractères suivent les tempéraments de la région, mais aussi qu'en ce qui concerne les métiers, certains sont plus précis, d'autres moins avisés, c'est-à-dire que certains sont plus avisés, d'autres plus lourds et plus épais quant à leur esprit.

Il ne sera pas nécessaire que je rappelle tout ce qu'il a écrit sur les signes physiognomoniques dans le deuxième et le sixième livre des *Épidémies,* mais il suffira de citer ce propos à titre d'exemple : « Celui chez qui la veine du coude bat violemment est maniaque et emporté, tandis que celui chez qui elle reste calme est engourdi[51]. » Dans ce passage, son propos est le suivant : les hommes chez qui l'artère du coude fait d'elle-même un mouvement très violent sont maniaques. En effet, les Anciens appelaient les artères « veines », comme on l'a souvent démontré, et ils ne nommaient pas encore tout mouvement des artères « pouls », mais seulement la perception [elle-même], chez l'homme, de ce mouvement lorsqu'il est particulièrement violent. Hippocrate, initiant ce qui par la suite devint l'habitude prévalante, dit [en effet] que tout mouvement des artères, quel qu'il soit, est le pouls. Cependant, dans ce passage, il recourt à l'ancienne manière d'expliquer, qui prend comme indice de l'homme maniaque et emporté le mouvement violent de l'artère, puisque les artères battent ainsi à cause de la quantité de chaleur dans le cœur. En effet, l'abondance de chaleur rend maniaque et emporté, tandis que la froideur du tempérament rend lent, lourd et peu mobile.

9 En démontrant dans l'ouvrage entier *Des eaux et du tempérament des saisons*[52] que les facultés de l'âme suivent les tempéraments du corps, non seulement les facultés qui relèvent de la partie irascible ou concupiscible de celle-ci, mais aussi de la partie raisonnante, Hippocrate est le témoin le plus fiable de tous, si, comme certains en ont l'habitude, quelqu'un en appelait au témoignage pour la vérité de ces doctrines. Quant à moi, ce n'est pas en tant que témoin que je me fie à cet homme, à la façon de la plupart, mais parce que je constate que ses démonstrations sont solides : voilà pourquoi je loue moi aussi Hippocrate. Qui, en effet, ne constate pas que le corps et l'âme de tous les hommes vivant sous les Ourses ont des dispositions opposées à celles des hommes proches de la zone brûlée par le soleil ? Qui donc ignore que ceux qui se trouvent entre-deux, qui habitent une région bien tempérée, sont meilleurs que les précédents quant à leurs corps, aux caractères de leurs âmes, à leur intelligence et leur bon sens ?

Or, à cause de certains qui se donnent le nom de Platoniciens et qui considèrent que l'âme est entravée par le corps lors des maladies, mais que, lorsqu'il est en bonne santé, elle agit par ses fonctions propres, sans être aidée ni lésée par celui-ci, je vais ajouter quelques passages de Platon, dans lesquels il affirme qu'à cause du tempérament des lieux, les hommes sont aidés ou lésés dans leur bon sens sans que le corps ne soit malade. Dans le *Timée* du moins, vers le début, il écrit : « La déesse, après qu'elle eut établi chez vous les premiers toutes les règles et l'organisation, vous a installés dans le lieu qu'elle avait choisi et dans lequel vous êtes nés, car elle avait constaté que le bon tempérament des saisons produirait les hommes les plus sensés[53]. » Il ajoute tout de suite après : « Et puisque la déesse aimait à la fois la guerre et la sagesse, elle a installé tout d'abord les hommes dans le lieu qu'elle avait choisi, car il produirait les hommes qui lui ressembleraient le plus[54]. » Il attribue une grande importance aux lieux, à savoir les parties habitées de la terre, pour ce qui regarde les caractères de l'âme, l'intelligence et le bon sens. Cela est déjà manifeste dans de tels propos ; mais dans le cinquième livre des *Lois,* il écrit aussi à peu près ceci : « En effet, ô Mégillos et Clinias, qu'il ne nous échappe pas non plus que les lieux diffèrent les uns des autres en ce qu'ils engendrent des hommes meilleurs ou pires[55]. » Une fois encore, il dit à l'évidence ici que les lieux engendrent des hommes meilleurs ou pires. Puis, par la suite, il ajoute : « Certains d'entre eux sont donc bizarres et impudents à cause de souffles divers et d'insolations, d'autres à cause des eaux, d'autres encore à cause de la nourriture provenant de la terre, qui non seulement fournit au corps des choses meilleures ou pires, mais n'est pas moins capable d'agir ainsi envers les âmes[56]. » Dans ce passage, il dit clairement que les « souffles », à savoir les vents, et les « insolations », à savoir les chaleurs provenant du soleil, influent sur les facultés de l'âme. À moins que ceux-là ne considèrent que ce n'est pas grâce aux souffles, à la chaleur et à la froideur de l'air environnant, à la nature des eaux et de la nourriture que les hommes peuvent devenir meilleurs ou pires quant à leur âme, et que ce n'est pas par le moyen des tempéraments que ces mêmes choses produisent ce qui est bon ou mauvais dans l'âme ; car cela aussi dépendrait de l'intelligence et de l'éducation des hommes. Mais nous savons clairement que tout aliment est d'abord absorbé dans l'estomac, y subit une première élaboration, puis est reçu dans les veines qui vont du foie vers ce dernier et produit les humeurs du corps à partir desquelles toutes les parties sont nourries, et avec elles le cerveau, le cœur, le foie. Au moment où elles sont nourries, celles-ci deviennent plus chaudes, plus froides ou plus humides que d'ordinaire, s'assimilant à la faculté des humeurs dominantes.

Ramenés à la raison, que ceux qui sont mécontents à l'idée que la nourriture peut rendre les uns plus raisonnables, les autres licencieux, capables ou non de se contrôler, courageux, lâches, doux, gentils, aimant la querelle et les conflits, viennent auprès de moi pour apprendre ce qu'ils doivent manger et boire. Ils bénéficieront grandement de la philosophie éthique et, de plus, quant aux facultés de l'âme raisonnante, ils progresseront vers la vertu, acquérant plus d'intelligence et de mémoire. Outre les nourritures, boissons et vents, je leur enseignerai aussi les tempéraments de l'environnement et les régions qu'il convient de choisir ou de fuir.

10 Je leur rappellerai à nouveau, même contre leur gré, que Platon lui-même, duquel ils tirent leur nom, a écrit sur ce sujet non pas une fois ni deux fois, mais à de nombreuses reprises. Aussi, pour le présent propos, me suffira-t-il d'ajouter certains passages, dont deux, sur la consommation de vin, sont tirés du deuxième livre des *Lois* et un autre, sur la nourriture, du *Timée*. Voici un passage tiré du deuxième livre des *Lois* : « N'instituerons-nous pas la règle que tout d'abord, jusqu'à dix-huit ans, les enfants ne goûtent absolument pas au vin, enseignant que dans le corps et l'âme, il ne faut pas conduire le feu au feu avant de commencer à affronter les labeurs, prenant garde à la constitution furieuse des jeunes gens ? Puis, jusqu'à trente ans, qu'ils ne goûtent au vin qu'avec mesure ; que le jeune s'abstienne de toute ivresse et excès de vin. Mais, arrivé à quarante ans, lorsqu'il festoie dans les syssities, qu'il invoque les autres dieux et qu'il invite tout particulièrement Dionysos à la cérémonie qui est en même temps divertissement des hommes âgés : car celui-ci a donné aux hommes le vin comme remède, secours contre l'âcreté de la vieillesse, afin que vienne l'oubli de la tristesse et du découragement, et que le caractère de l'âme, de dur, devienne mou, comme le fer mis au feu devient ainsi plus malléable[57]. » Avec ce passage, j'invite ces nobles Platoniciens à ne pas se souvenir seulement des propos qu'il contient sur la consommation de vin elle-même, mais aussi sur la différence des âges. Car il dit que la nature des jeunes gens est furieuse et que celle des vieillards est âcre, découragée et dure, ce qui n'est pas dû au nombre des années, mais au tempérament du corps propre à chaque âge. En effet, le tempérament des jeunes est chaud et très sanguin, celui des vieillards peu sanguin et froid : c'est pourquoi la consommation de vin profite aux vieillards, car elle ramène la froideur due à l'âge à la bonne proportion de chaleur, tandis qu'elle est très contraire à ceux qui sont en croissance. Elle surchauffe leur nature, qui se met à bouillonner et à s'agiter violemment, et cela conduit à des mouvements démesurés et violents. C'est, avec bien d'autres choses encore, ce que dit Platon au deuxième livre des *Lois* : la lecture en sera profitable à ceux qui le veulent. Pour ma part, je ne rappellerai encore qu'un seul passage de cet auteur, à la fin de tous les arguments sur la consommation du vin, où il marque une préférence pour la loi des Carthaginois. Voici ce passage : « À la pratique des Crétois et des Lacédémoniens, je préfère encore la loi carthaginoise : personne ne goûte jamais à cette boisson pendant qu'il est à l'armée, mais boit de l'eau pendant toute cette période. En ville, les esclaves, femmes ou hommes, n'y goûtent jamais, ni les magistrats pendant l'année où ils gouvernent, ni les pilotes de navire, ni les juges en activité, ni celui qui se rend à une assemblée importante pour y délibérer. Pendant la journée, personne n'en consomme, si ce n'est pour cause d'exercice physique ou de maladie, ni pendant la nuit, si quelqu'un, homme ou femme, désire concevoir des enfants. L'on pourrait citer maintes autres occasions où ceux qui possèdent une loi et un esprit droits enjoignent de ne pas consommer le vin[58]. »

Voilà ce que dit Platon à propos des corps qui ne sont pas malades, mais en parfaite santé, si du moins vous considérez, ô très nobles Platoniciens, que ce sont des hommes en bonne santé qui font la guerre, commandent, jugent et pilotent des navires. Répondez alors à la question que je vous pose : n'est-il pas vrai que c'est à la façon d'un tyran que le vin consommé commande à l'âme de ne pas penser exactement à ce à quoi elle pensait auparavant ni de faire correctement ce qu'elle faisait auparavant, et que c'est pour cette raison que Platon recommande de s'en garder comme d'un ennemi ? Car une fois qu'il parvient à pénétrer dans le corps, il empêche le pilote de diriger son gouvernail comme il le devrait, les soldats de se contrôler lors des batailles, il induit les juges à se tromper lorsqu'il faut qu'ils soient justes, et tous les magistrats à mal gouverner et à ne prendre aucune saine prescription. Platon pense en effet que le vin remplit tout le corps et surtout la tête de vapeur chaude ; il est cause d'un mouvement immodéré autant dans la partie concupiscible que dans la partie irascible de l'âme, tandis que pour la partie raisonnante de l'âme, il est cause des desseins précipités. Et s'il en va ainsi, lorsque nous buvons du vin, les dites fonctions de l'âme sont manifestement lésées par l'intermédiaire du tempérament, comme au contraire, elles sont parfois aidées.

Mais, si vous le voulez, je vous enseignerai en une autre occasion dans quelle mesure le vin par nature nous lèse ou nous aide du fait de son échauffement ; pour le moment, je vais ajouter un passage du *Timée,* où Platon s'exprime ainsi : « Tous ceux d'entre nous qui deviennent mauvais le deviennent pour deux causes tout à fait involontaires. Il faut en accuser les géniteurs plutôt que ceux qui sont engendrés et les éducateurs plutôt que ceux qui sont éduqués[59]. » Il dit à la suite : « Il convient d'essayer, dans la mesure du possible, de fuir le mal et de lui préférer son contraire, grâce à la nourriture, aux activités quotidiennes et aux sciences[60]. » Comme les « activités quotidiennes » et les « sciences » combattent le mal et engendrent la vertu, il en va de même pour la « nourriture ». Bien que par nourriture, on entende parfois non seulement le régime basé sur les aliments, mais aussi tout le régime des enfants en général, on ne peut pas dire qu'il parle ici de la nourriture dans ce deuxième sens[61]. Car ce n'est pas aux enfants qu'il s'adresse, mais aux adultes, lorsqu'il recommande ceci : « Il convient d'essayer, dans la mesure du possible, de fuir le vice et de lui préférer son contraire, grâce à la nourriture, aux activités quotidiennes et aux sciences. » Il appelle la gymnastique et les travaux des Muses « activités quotidiennes », la géométrie et l'arithmétique « sciences ». Pour ce qui est de la nourriture, il ne peut avoir à l'esprit autre chose que les aliments, les brouets et les boissons, dont fait aussi partie le vin au sujet duquel Platon s'exprime longuement dans le deuxième livre des *Lois*. Quiconque veut apprendre, autrement que par Platon, quelque chose sur toutes les facultés dans les nourritures peut lire nos trois livres à ce sujet et, en plus d'eux, un quatrième au sujet *Du bon et du mauvais mélange des humeurs* : ce sont eux surtout dont nous avons besoin à ce point[62]. Le mauvais mélange des humeurs nuit donc grandement aux fonctions de l'âme, tandis que le bon mélange les préserve du dommage.

11 Ce discours n'élimine donc pas les bienfaits de la philosophie, mais en constitue un guide et un enseignement, bien qu'il soit ignoré dans une certaine mesure par différents philosophes[63]. Ceux qui pensent en effet que tous les hommes sont susceptibles de recevoir la vertu [ce qui revient à dire que personne ne l'a par nature] et ceux qui pensent que personne ne choisit la justice elle-même ne voient, les uns comme les autres, que la moitié de la nature humaine. En effet, tous ne sont pas naturellement ennemis de la justice, ni tous amis, mais les uns et les autres sont tels à cause des tempéraments du corps. Comment donc, disent-ils, celui qui est méchant ou bon non pas par lui-même, mais par le tempérament qu'il acquiert manifestement sous l'effet d'autres causes serait-il à juste titre loué, blâmé, haï ou aimé ? Parce que, dirons-nous, nous sommes tous prédisposés à accueillir, approuver et aimer le bien, et à se détourner, haïr et fuir le mal, sans considérer au préalable s'il est inné ou non [il n'a pas encore créé ni fait pour lui-même quelque chose de tel]. Nous tuons bien les scorpions, les araignées venimeuses et les vipères, qui sont ainsi par nature et non par leur propre fait. [Platon, en disant que le premier et le plus grand dieu est non engendré, le nomme également bon, et nous l'aimons naturellement, car il est ainsi depuis l'éternité et n'est pas devenu bon par son propre fait. En vérité, il n'est pas né un jour, car il est absolument non engendré et éternel.] Nous haïssons à juste titre les hommes qui sont méchants, sans considération de la cause qui les a rendus tels ; à l'inverse, nous approuvons et nous aimons ceux qui sont bons, qu'ils soient devenus tels soit par nature, soit par éducation et enseignement, soit par choix et exercice. D'ailleurs, nous tuons avec raison les méchants incurables pour trois causes : afin qu'ils ne commettent pas d'injustice à notre égard s'ils vivent, afin qu'ils inspirent à leurs semblables la crainte d'être châtiés de l'injustice que ceux-ci pourraient commettre, et troisièmement, parce qu'il est préférable pour eux de mourir, car leur âme est à ce point corrompue [du fait que leur vice est incurable] qu'ils ne seraient pas éduqués par les Muses elles-mêmes, ni capables de s'améliorer en rien sous la conduite de Socrate, voire de Pythagore.

Je m'étonne de ce que les Stoïciens croient que tous les hommes sont aptes à l'acquisition de la vertu, mais qu'ils sont corrompus par leur entourage. Laissant de côté toutes les autres attaques contre leur argument, je ne poserai qu'une seule question au sujet des premiers hommes, qui n'avaient personne d'autre avant eux. D'où et par qui s'est engendrée la corruption ? Ils ne sauront que dire, de même que, pour la période actuelle aussi, ils ne pourraient dire, observant de petits enfants très méchants, qui a enseigné à ces derniers la méchanceté, surtout lorsqu'ils sont très nombreux, nourris de la même nourriture par les mêmes parents, maîtres ou pédagogues, mais de natures tout à fait opposées l'une à l'autre. Qu'y a-t-il, en effet, de plus opposé qu'un enfant généreux à un enfant envieux, de même que celui qui est plein de pitié à celui qui se réjouit du malheur d'autrui, de celui qui est lâche [envers toutes choses] à celui qui est courageux, de celui qui est très sot à celui qui est doué d'une grande intelligence, de celui qui aime la vérité à celui qui ment toujours. À l'évidence, les enfants, même s'ils sont éduqués par les mêmes parents, maîtres et pédagogues, diffèrent les uns des autres selon les oppositions énumérées.

Voilà ce qu'il faut donc garder contre les philosophes actuels ; et il est peut-être préférable de ne pas dire « philosophes », mais « qui se proclament philosophes », car s'ils pratiquaient vraiment la philosophie, ils veilleraient en premier à ceci : tirer les principes de leurs démonstrations à partir des phénomènes évidents. C'est ce que, semble-t-il, les Anciens ont surtout fait ; c'est pourquoi ils furent appelés sages parmi les hommes : ils n'écrivirent pas de traités, ni ne firent de démonstrations de la théorie dialectique ou naturelle, mais, tirant des phénomènes évidents eux-mêmes les principes des vertus, ils exercèrent ces dernières dans leurs actes, et non dans leurs paroles. Ces philosophes, certes, constatèrent que, même s'ils sont éduqués de manière excellente et ne peuvent voir aucun exemple de vice, les enfants cependant commettent depuis le tout début des erreurs — il est rare en effet de voir un enfant réellement irréprochable [certains d'entre eux affirmèrent que tous les hommes sont mauvais par nature, et d'autres qu'il s'en faut de peu que tous ne le soient] : aussi les uns affirmèrent-ils, du fait qu'aucun enfant n'est tel, que tous les hommes sont mauvais par nature, et les autres, en en observant un ou deux ici et là, dirent que tous ne sont pas mauvais, mais que la plupart le sont. Car si quelqu'un qui n'est ni malhonnête ni querelleur veut considérer l'affaire avec liberté d'opinion, à l'instar des anciens philosophes, il trouvera que très peu d'enfants sont naturellement disposés à la vertu : il cessera de penser que nous sommes naturellement bien disposés et corrompus par les parents [pleins de réprimandes], les pédagogues et les maîtres — en effet, les enfants ne rencontrent point d'autres personnes.

Ceux qui disent que nous sommes corrompus par le plaisir et la douleur sont eux aussi parfaitement stupides, car l'un attire à lui, tandis que l'autre est rude et repousse loin d'elle. Si nous étions intimement liés au plaisir, qui n'est pas un bien, mais, comme disait Platon, le plus grand appât du mal, nous serions tous mauvais par nature, et si cela ne concernait pas tout le monde, mais quelques-uns, alors ceux-là seulement seraient vils par nature[64]. Pourtant, si nous n'avons en nous aucune autre faculté qui soit plus familière que le plaisir, le plaisir sera donc d'une certaine manière plus fort que la vertu, laquelle est meilleure que la faculté qui nous tire vers le plaisir. Ainsi, notre meilleure faculté étant très faible et la plus vile renforcée, nous serions tous mauvais. Mais si la meilleure est renforcée, qui donc a persuadé les premiers hommes de se laisser vaincre par la plus faible ? Ce sont de tels propos des Stoïciens que blâme Posidonius lui-même, le plus scientifique de tous, lui qui mérite les plus grands éloges précisément sur les points pour lesquels il n'est pas loué par les autres Stoïciens. Ces derniers en effet sont persuadés qu'il vaut mieux trahir sa patrie plutôt que ses doctrines, Posidonius à l'inverse qu'il vaut mieux trahir la secte des Stoïciens plutôt que la vérité. C'est pourquoi, dans le traité *Des passions*, de même que dans *La différence des vertus*, il raisonne de manière opposée à Chrysippe, dont il blâme nombre de propos sur les passions de l'âme que ce dernier avance dans ses *Recherches rationnelles* et plus encore dans sa *Différence des vertus*. En conséquence, Posidonius lui aussi est d'avis que le vice ne s'introduit pas dans les hommes depuis l'extérieur, sans avoir aucune racine dans nos âmes d'où il germerait et croîtrait, mais que c'est le contraire qui est vrai. Car il y a aussi un germe du vice en nous-mêmes.

Aussi devons-nous, non pas tant fuir les méchants que rechercher ceux qui nous purifient et empêchent la croissance du vice. Car le vice tout entier ne s'introduit pas de l'extérieur dans nos âmes, comme disent les Stoïciens, mais les hommes qui sont méchants en ont la plus grande part en eux-mêmes, alors que celui qui s'introduit de l'extérieur est bien moindre. De la sorte, les habitudes viles naissent dans la partie irrationnelle de l'âme, et les opinions fausses dans la partie raisonnante, de même que lorsque nous sommes éduqués par des hommes de bien, les opinions vraies, les habitudes honnêtes <...> dans la partie raisonnante, la sagacité et la sottise à un degré plus ou moins grand suivent les tempéraments. Quant aux tempéraments, ils dépendent de l'origine première et des régimes dotés de bonnes humeurs, de manière que les deux se développent de pair. Aussi, à cause de leur tempérament chaud, ceux qui sont prompts à l'emportement brûlent-ils une fois encore leur chaleur innée lors des emportements ; au contraire, ceux qui sont bien proportionnés dans leurs tempéraments, ayant de ce fait des mouvements bien proportionnés de l'âme, en tirent profit pour leur contentement.

Notre argument s'accorde donc avec les phénomènes évidents, puisqu'il explique les causes pour lesquelles nous sommes affectés par le vin et certaines drogues, par un bon ou un mauvais régime, et la manière dont nous sommes aidés et lésés par les activités quotidiennes et les sciences, et qu'il attribue une cause non négligeable à la différence naturelle entre les enfants. Ceux qui pensent que l'âme n'est ni aidée ni lésée par le tempérament du corps n'ont rien à dire sur les différences entre les enfants et sont incapables d'attribuer une cause au fait que nous soyons aidés par le régime, comme à la différence des caractères, par laquelle certains sont emportés, d'autres découragés, certains doués d'intelligence, d'autres non. Chez les Scythes en effet, un seul homme fut philosophe, tandis qu'il y en eut beaucoup chez les Athéniens ; de même, il y eut beaucoup d'imbéciles chez les Abdéritains, et peu chez les Athéniens.

NOTES

Introduction et note liminaire

1. Galien, *De mes propres livres (De libris propriis), SM* II, 91-124.

2. Notons toutefois que l'ensemble des données biographiques concernant Galien provient de sa plume, et qu'il n'existe pas de témoignages contemporains permettant de situer objectivement le personnage. La première mention extérieure, et par ailleurs discutable, du nom même de Galien, date d'après sa mort, et sa première citation « authentique », par Oribase, remonte à la fin du IVe siècle. Cf. J. Scarborough, « The Galenic Question », *Sudhoffs Archiv,* 65, 1981, p. 1-30, et V. Nutton, « Galen and Medical Autobiography », *Proceedings of the Cambridge Philological Society,* 18, 1972, p. 50-62 ; « The Chronology of Galen's Early Career », *Classical Quarterly,* 23, 1973, p. 158-171.

3. Sauf indication contraire, les citations de l'introduction sont extraites des traités traduits ci-après.

4. Le double traité *Les passions et les erreurs de l'âme* n'est pas précisément datable, mais a été rédigé lors du second séjour de Galien à Rome, soit après 179 ; le traité des *Facultés de l'âme* quant à lui date d'après 193.

5. Galien développe sa vision d'une vie philosophique accomplie dans son traité *Des caractères,* perdu, mais dont

demeure une version résumée en arabe. Cf. à son sujet, ici-même, la note 15 du traité des *Passions*.

6. Cf. par exemple *SVF* I 208-209, III 459.

7. Cf. par exemple *SVF* III 386 ou Diogène Laërce, *Vies des philosophes*, 7,110-111. Cf. J. Hengelbrock et J. Lanz, « Examen historique du concept de passion », *Nouvelle revue de psychanalyse*, 21, 1980, p. 77-91. Mais le catalogue dans son entier est beaucoup plus diversifié et complexe ; cf. M. Daraki, « Les fonctions psychologiques du logos dans le Stoïcisme ancien », dans *Les stoïciens et leur logique. Actes du Colloque de Chantilly 18-22 septembre 1976*, Paris, 1978, p. 87-119.

8. Pour cette notion si importante de l'homme idéal chez Galien, cf. T. Birchler et V. Barras, « La perfection de l'homme selon Galien », *Équinoxe*, 11, 1994, p. 27-36.

9. C'est ce que suggère G.E.R. Lloyd, « Scholarship, Authority and Argument in Galen's *Quod animi mores* », dans P. Manuli et M. Vegetti (éd.), *Le opere psicologiche di Galeno. Atti del terzo colloquio galenico internationale, Pavia, 10-12 settembre 1986*, Naples, 1988, p. 11-42.

10. Cf., pour les questions d'ordre paléographique et les principes philologiques, O. Hennicke, *Observationes criticae in Cl. Galeni Pergameni commentarios* peri psychès pathôn kai hamartêmatôn, Diss. inauguralis Erlangen, 1902, W. de Boer, *In Galeni Pergameni libros* peri psychès pathôn kai hamartêmatôn *observationes criticae*, Diss. Marburg, 1911, N. G. Wilson, « Aspects of the Transmission of Galen », dans G. Cavallo (éd.), *Le strade del testo*, Bari, 1987, p. 45-64, et, récemment, G. Magnaldi, « Per una edizione critica del *peri pathôn* di Galeno », *Bolletino dei classici*, 11, 1990, p. 5-47, qui, en prélude à une nouvelle édition de ces traités, avance à son tour une série de critiques à l'égard des travaux de ses prédécesseurs.

11. *SM* II,121.

Les passions et les erreurs de l'âme du diagnostic et du traitement des passions propres de l'âme de chacun

1. Galien établit cette distinction dans son traité *Des commentaires d'Hippocrate et de Platon (De placitis Hippocratis et Platonis)* [éd. et trad. anglaise par Ph. de Lacy, *CMG* V 4,1,2, 3 vol., Berlin, 1978-1984] ; cf. notamment I, 4.2, p. 242 ; II, 4.5, p. 262.

2. Cf. *SVF* III 461. Galien pense sans doute aux divers philosophes stoïciens, tels Zénon de Citium (333/332-262 av. J.-C.) et Posidonius d'Apamée (135-51/50 av. J.-C.), qui, comme Chrysippe, se sont occupés de la question des passions de l'âme ; cf. *SVF* II 456 *sq.*, en particulier 461.

3. Cf. notamment, pour Aristote, l'*Éthique à Nicomaque*, et, pour Platon, les *Lois* et le *Timée*.

4. Cf. A. Hausrath, *Corpus Fabularum Aesopicarum*, Leipzig, 1959, 229 ; M.J. Luzzato et A. La Penna, *Babrii Mythiambi Aesopei*, Leipzig, 1986, 66.

5. Cf. Platon, *Lois*, 731e.

6. Adage attribué à Cléobule de Lindos (VIIe/VIe siècle av. J.-C.), l'un des Sept Sages ; cf. Diogène Laërce, *Vies des philosophes*, 1,6.

7. Cf. Platon, *Théétète*, 176b : « L'évasion, c'est de s'assimiler à Dieu dans la mesure du possible : or on s'assimile en devenant juste et saint dans la clarté de l'esprit » (trad. A. Adiès, Paris, 1950).

8. « Celui qui écoute » : c'est-à-dire celui qui écoute les opinions des autres au sujet de ses propres passions ou erreurs.

9. Pour un exemple de la liberté de parole de Diogène de Sinope, cf. Diogène Laërce, *Vies des philosophes*, 6,38 *sq.*

10. Cf. *SVF*, I 233.

11. Galien, suivant une tradition parcourant toute l'Antiquité, oppose la laideur du personnage homérique à la beauté morale et physique des héros achéens. Cf. Homère, *Iliade*, 2, 216-217 : « Il était le plus laid des hommes venus sous Ilion. Cagneux et pied bot, ses épaules

voûtées rentraient en sa poitrine, et sa tête pointue se fleurissait d'un duvet clairsemé » (trad. M. Meunier, Paris, 1956).

12. De fait, l'anecdote qui suit ne se retrouve pas ailleurs dans les écrits de Galien qui nous sont parvenus.

13. Cf. Diogène Laërce, *Vies des philosophes*, 3,38-39. Stobée, *Florilège*, dans C. Wachsmuth et O. Hense, *Ioannis Stobaei Anthologii*, t. III, Berlin, 1984, 20,42.

14. Adage attribué à Pythagore ; cf. *Carmen Aureum*, dans E. Diehl, *Anthologia lyrica graeca*, Leipzig, 1925, t. 1, p. 187 ; Stobée, *Florilège*, 24,2.

15. Le terme « caractère » *(êthos)* signifie pour Galien une disposition irrationnelle et innée de l'âme. Le traité en question, signalé également dans l'auto-bibliographie de Galien *De libris propriis*, ne nous est pas parvenu. Il n'en reste qu'un résumé arabe, retrouvé et édité dans les années 1930 (cf. P. Kraus, « Galen on Ethics », *Bulletin of the Faculty of the Arts of the University of Egypt*, 5, 1937, p. 1-51), et dont il existe désormais une traduction anglaise (cf. J.N. Mattock, « A Translation of the Arabic Epitome of Galen's Book *peri èthon* », dans S.M. Stern, A. Hourani et V. Brown (éd.), *Islamic Philosophy and the Classical Tradition*, Oxford, 1972, p. 235-260. Cf. également, pour un commentaire, R. Walzer, « New Light on Galen's Moral Philosophy (from a Recently Discovered Arabic Source) », *Classical Quarterly*, 43, 1949, p. 82-96 ; « A Diatribe of Galen », *Harvard Theological Review*, 47, 1954, p. 243-254 ; S.M Stern, « Some Fragments of Galen's *On dispositions* in Arabic », *Classical Quarterly*, 50, 1956, p. 91-101).

16. Stobée attribue cette maxime à Pythagore lui-même *(Florilège*, 1,29), et Plutarque, aux pythagoriciens *(De l'exil*, 602c ; *Préceptes de santé*, 123c ; *De la tranquillité de l'âme*, 466f).

17. Selon l'éditeur du texte, il y aurait lieu de supposer une lacune entre « s'estimer » et « soi-même », qui pourrait être comblée ainsi : « Si l'on veut être vraiment honoré du plus grand honneur, c'est chose très facile, mais si l'on veut être honoré par soi-même, c'est chose très difficile. »

18. Quelques mots du manuscrit sont ici incompréhen-

sibles, et la version proposée comporte une part de reconstruction.

19. Cf. R. Kassel et C. Austin, *Poetae Comici Graeci*, Berlin, 1986, vol. V, frag. 105.

20. La lacune du passage précédent rend cette dernière phrase difficilement compréhensible.

Du diagnostic et du traitement des erreurs de l'âme de chacun

1. Cf. Hippocrate, *Épidémies (De morbis popularibus)*, VI, L V,352.

2. Les démonstrations de ces divers problèmes se trouvent dans Euclide, *Éléments*, IV,6-9 et 11.

3. Cf. Diogène Laërce, *Vies des philosophes*, 7,121.

4. L'époque de Galien voit refleurir le cynisme, avec des philosophes tels que Démonax, Eunomaos ou Perégrinos-Protéos.

5. Depuis « Ceux-là en effet... » jusqu'à ce point, les lacunes que présente le texte imposent un certain nombre de conjectures.

6. Galien, dans sa bibliographie *De mes propres livres*, indique qu'il est l'auteur d'un traité *Des choses conformes à chaque but de vie*, qui ne nous est point parvenu (cf. *SM* II,121).

7. La phrase, sans doute corrompue, est d'interprétation délicate et en aucune façon totalement satisfaisante. Elle pourrait supposer dans la version ici proposée l'adjonction de la note d'un copiste, correspondant au passage entre tirets. Une autre version en serait : « Mais ils étaient tous trop hâtifs dans leurs déclarations, à l'exception d'un seul, qui lui-même n'a pas su juger si les démonstrations étaient réellement des démonstrations ou n'en avaient que l'apparence aux yeux de ces derniers. » Quoi qu'il en soit, l'identité de ce « un seul » n'est en effet pas claire : Platon et les Platoniciens ?

8. Cf. Sextus Empiricus, *Contre les mathématiciens*, 7,440.

9. Le texte très corrompu qui nous est parvenu du passage qui va de « Ce critère est évident » jusqu'à « toutes les démonstrations » est par places incompréhensible ; la version proposée comporte une part de reconstruction. Cf., pour tout ce quatrième chapitre, les suggestions de P.L. Donini, « Tipologie degli errori e loro correzione secondo Galeno », dans P. Manuli et M. Vegetti (éd.), *Le opere psicologiche di Galeno*, Naples, 1988, p. 65-116 (en particulier p. 74-94 et 115-116).

10. Allusion probable à Aspasios, philosophe péripatéticien, maître du maître de Galien à Pergame, que ce dernier mentionne également dans *Les passions de l'âme* (cf. ici-même p. 31). Cf. aussi Aristote, *Éthique à Nicomaque*, 1112b.

11. L'horloge hydraulique dont Galien nous décrit le principe était en général constituée par un récipient de forme cylindrique se remplissant régulièrement d'eau. Sur sa surface étaient tracées douze lignes correspondant aux douze heures séparant le lever du coucher du soleil. Les heures, du fait de leur durée variable selon la saison, déterminaient un tracé des lignes qui n'était pas strictement horizontal. Celles-ci étaient traversées par quatre lignes perpendiculaires correspondant respectivement au solstice d'été (point le plus élevé de la ligne oblique), à l'équinoxe d'automne, au solstice d'hiver (point le plus bas de la ligne oblique), et à l'équinoxe de printemps. Les marques intermédiaires correspondant à chacune des journées entre ces quatre étaient indiquées sur le bord du récipient. Cf. E. Ardaillon, *sv* « Horologium », dans Ch. Daremberg et E. Saglio (éd.), *Dictionnaire des antiquités grecques et romaines*, t. III, Paris, 1900, p. 256-264, J. Mau, *sv* « Wasseruhren », dans K. Ziegler, W. Sontheimer et H. Gärtner (éd.), *Der Kleine Pauly. Lexikon der Antike*, Bd. 5, Munich, 1979, col. 1351-1352, ainsi que, pour un aperçu de la technologie antique, G.E.R. Lloyd, *La science greque après Aristote*, Londres, 1973 (traduction française, Paris, 1990).

12. Cette phrase un peu elliptique dans le texte original s'éclaire si on la comprend ainsi : « Les marques situées

entre chacune des quatre marques principales (d'équinoxe et de solstice) sur le bord de la clepsydre... »

13. Cf. Hésiode, *Les travaux et les jours*, 290-291.

14. Cf. Apollonios de Rhodes, *Argonautiques*, I,153-155 : « Lyncée se distinguait aussi par sa vue perçante, si la renommée dit vrai quand elle assure que ce héros pouvait facilement voir jusqu'au fond de la terre » (trad. É. Delage, Paris, 1976).

15. La deuxième partie de la phrase est corrompue. On pourrait peut-être la compléter ainsi : « ... se trompent vraisemblablement lorsqu'ils font l'expérience de l'évidence d'objets vus de loin ».

16. Cette dernière partie de la phrase est probablement lacunaire.

17. Pour les sources épicuriennes de la théorie cosmologique, cf. H. Usener, *Epicurea*, Leipzig, 1887, en particulier p. 211 sq. ; pour les sources stoïciennes, cf. *SVF* II 530 sq., et pour celles d'Aristote et des Péripatéticiens, H. Diels, *Doxographi graeci*, Berlin, 1879, 316a 11, 327b 9 et 338a 20.

18. Galien ironise sur le paradoxe stoïcien selon lequel seuls les philosophes sont riches. Cf. Cicéron, *Les paradoxes des Stoïciens*, 6.

Les facultés de l'âme suivent les tempéraments du corps

1. Le texte de l'édition de Müller indique le nom d'un autre traité, *Des habitudes (peri ethôn)*, dont le contenu toutefois ne correspond pas à ce à quoi se réfère ici Galien. En réalité, il s'agit bien du traité *Des caractères (peri êthôn)*, comme de plus anciennes éditions l'indiquaient. Pour ce dernier, cf. ici-même, note 15, p. 120.

2. En réalité, la doctrine platonicienne de l'âme n'est pas aussi unitaire que le voudrait ici Galien. Cf. notamment *Timée*, 69c sq., *Phèdre*, 246a *sq.*, *République* 612a.

3. Cf. en particulier le traité galénique *Des commentaires d'Hippocrate et de Platon.*

4. Galien paraît se référer ici à Platon, *Politique*, 288e-289a, où le contexte est toutefois différent : il y est en effet question d'espèces simples, tels que l'or, l'argent, et autres matériaux permettant à l'artisan de façonner des espèces composées ; la référence à Aristote est plus claire : cf. *Parties des animaux*, 647 b, *Génération des animaux*, 722b. Galien lui-même est l'auteur d'un livre *Des parties homéomères (De partibus homoemorium differentia)*, conservé en arabe seulement (éd. et trad. allemande par G. Strohmaier, *Galen über die Verschiedenheit der homoiomeren Körperteile*, CMG, *Supplementum orientale* III, Berlin, 1970).

5. Aristote, *De l'âme*, 412a : « L'âme est substance, en tant que forme d'un corps naturel doué de vie en puissance. »

6. L'*Etymologicum Magnum*, Oxford, 1848, rapproche encore ciguë *(kôneion)* de mettre en mouvement *(kineô)*, de tuer *(kainein)*, de frapper *(koptein)*, et de sommeil *(koimêma)*.

7. Cf. Diogène Laërce, *Vies des philosophes*, 7,26. Il s'agit de Zénon de Citium qui, dit-on, lorsqu'il était sobre était d'humeur sévère et sérieuse.

8. Homère, *Odyssée*, 4,220-221. L'hôtesse égyptienne est Polydamne. On a parfois interprété ce passage comme une référence à l'opium. Quant à l'identification de la racine vineuse *(oinopia riza)* — dont Galien semble être le seul à mentionner l'existence —, elle reste sujette à la conjecture.

9. Homère, *op.cit.*, 21,293-298.

10. *Ibid.*, 14,464-466.

11. Théognis, fragment 8 (éd. par D. Young, Leipzig, 1961). Le fragment est classé parmi les vers douteux.

12. Platon, *Timée*, 43a.

13. *Loc. cit.*

14. *Ibid.*, 43b.

15. *Ibid.*, 44a-b.

16. Cf. Aristote, *De l'âme*, 412a.

17. Hippocrate d'Athènes, dont les fils Télésippe, Démophon et Périclès se retrouvent notamment dans les *Nuées* et les *Thesmophories* d'Aristophane.

18. Cf. la discussion des thèses cosmologiques stoïcien-

nes, platoniciennes et aristotéliciennes s'opposant à celles des Épicuriens dans le livre *Des erreurs de l'âme*, ici même p. 73 sq.

19. Éd. par G. Helmreich, *Galeni de elementis ex Hippocrate sententia libri duo*, Erlangen, 1878.

20. Cf. H. Diels et W. Kranz, *Die Fragmente der Vorsokratiker* (11e éd.), Zürich, 1964, Heraklit B118 : « *augé xêré psuché sophôtaté kai aristé* ». Il y a dans la transmission de ce fragment chez divers auteurs une hésitation entre *aué* (sec) et *augé* (lumière, rayon lumineux) et peut-être une corruption de l'un vers l'autre. Galien a bien le deuxième terme en tête d'après l'explication qu'il donne ensuite.

21. Thucydide, *Histoires*, 2,49. L'arrivée à Rome de la « peste antonine », cette pestilence qui frappa l'Empire romain entre 166 et 169, est réputée avoir joué un rôle dans le départ précipité de Galien pour Pergame. Cf. J.F. Gilliam, « The Plague under Marcus Aurelius », *American Journal of Philology*, 86, 1961, p. 225-251.

22. Platon, *Timée*, 86e-87a.

23. *Ibid.*, 86c-d.

24. *Ibid.*, 86d-e.

25. Aristote, *Parties des animaux*, 648a. Dans le passage qui précède immédiatement la citation, Aristote affirme qu'il y a deux catégories d'êtres : ceux qui sont pourvus de sang et ceux qui, à la place du sang, possèdent quelque chose d'analogue.

26. *Ibid.*, 650b-651a.

27. *Ibid.*, 651a.

28. Aristote, *Histoire des animaux*, 491b.

29. *Ibid.*, 491b.

30. *Loc. cit.*

31. L'éditeur du texte a replacé cette section un peu plus haut.

32. Aristote, *Histoire des animaux*, 492a.

33. *Loc. cit.*

34. *Ibid.*, 492a-492b.

35. Il est possible que Galien se réfère à un ouvrage d'Aristote aujourd'hui perdu et portant ce titre : *Principes de physiognomonie.*

36. Hippocrate, *Airs, eaux, lieux*, *(De aere aquis locis)*,

L II,1-93 ; éd. récente et trad. allemande par H. Diller, *Hippokrates über Umwelt, CMG* I 1,2, Berlin, 1970. Les Ourses : vers le nord.

37. Hippocrate, *op. cit.*, L II,20-22.

38. *Ibid.*, L II,22-24. Le Borée est le vent du nord.

39. *Ibid.*, L II,52-54.

40. Cf. Hippocrate, *De la nature de l'homme (De natura hominis*, L VI,32-69) ; éd. récente et trad. française par J. Jouanna, *CMG* I 1,3, Berlin, 1975. Galien se réfère sans doute à son traité *Des éléments d'après Hippocrate (Galeni de elementis ex Hippocrate sententia).*

41. Hippocrate, *Airs, eaux, lieux*, L II,54.

42. *Ibid.*, L II,54-56.

43. *Ibid.*, L II,62.

44. *Ibid.*, L II,64-66.

45. *Ibid.*, L II,84.

46. *Ibid.*, L II,86-88.

47. *Ibid.*, L II,88-90.

48. *Ibid.*, L II,90.

49. *Ibid.*, L II,90-92.

50. *Ibid.*, L II,92.

51. Hippocrate, *Épidémies (De morbis popularibus)*, II, L V,130.

52. Titre également donné à l'ouvrage hippocratique *Airs, eaux, lieux*. Cf. M. Ullmann, « Galens Kommentar zu der Schrift *De aere aquis locis* », dans R. Joly (éd.), *Corpus Hippocraticum. Actes du colloque hippocratique de Mons (22-26 sept. 1975)*, Mons, 1975, p. 353-365.

53. Platon, *Timée*, 24c. La déesse est Athéna.

54. *Ibid.*, 24c-d.

55. Platon, *Lois*, 747d.

56. *Ibid.*, 747d-e.

57. Platon, *Lois*, 666a-c. Les syssities étaient des repas communs pratiqués notamment à Sparte et en Crète.

58. *Ibid.*, 674a-b.

59. Platon, *Timée*, 87b.

60. *Loc. cit.*

61. Le manuscrit contient ici un terme supprimé par l'éditeur. En le rétablissant, cela donnerait : « Bien que par nourriture, ils entendent parfois non seulement le

régime... », et laisserait supposer que ce sont les Platoniciens qui ont cette conception du régime.

62. Galien se réfère ici à son traité en trois livres *Des facultés des aliments (De alimentorum facultatibus)* ainsi qu'à *Du bon et du mauvais mélange des humeurs des aliments (De bonis malisque sucis)* (tous deux sont édités par G. Helmreich, dans C. Koch, G. Helmreich, C. Kalbleisch et O. Hartlich, *Galeni De sanitate tuenda, De alimentorum facultatibus, De bonis malisque sucis, De victu attenuante, De ptisana, CMG* V 4,2, Leipzig-Berlin, 1923).

63. Abstraction faite des ajouts proposés ici par l'éditeur, on pourrait obtenir la version suivante, à nos yeux plus satisfaisante du point de vue du sens : « Ce discours n'élimine donc pas les bienfaits de la philosophie, mais veut servir de guide et enseigner ce que certains philosophes ignorent ».

64. Cf. Platon, *Timée*, 69b.

Bibliographie sélective

Sur Galien et la médecine galénique

L. García Ballester, *Galeno en la sociedad y en la ciencia de su tiempo*, Madrid, 1972.

Ch. Daremberg, *Galien : Œuvres* (2 vol.), Paris, 1854 (réédition partielle avec une nouvelle préface de A. Pichot, Paris, 1993).

O. Temkin, *Galenism. Rise and Fall of a Medical Philosophy*, Ithaca, 1973.

I. Garofalo et M. Vegetti, *Opere scelte di Galeno*, Turin, 1978.

Sur les questions relatives aux traités « éthiques » de Galien

L. García Ballester, *Alma y Enfermedad en la obra de Galeno*, Valence-Grenade, 1972 ; « Diseases of the Soul in Galen : the Impossibility of a Galenic Psychotherapy », *Clio Medica*, 9, 1974, p. 5-43.

J. Barnes, « Galen on Logic and Therapy », dans F. Kudlien et R. Durling (éd.), *Galen's*

Method of Healing. Proceedings of the 1982 Galen Symposium, Leiden, 1991, p. 50-102 ; « Galen and the Utility of Logic », dans J. Kollesch et D. Nickel (éd.), *Galen und das hellenistische Erbe. Verhandlungen des vierten internationalen Galen-Symposiums, Berlin, 18-20 September 1989*, Stuttgart, 1993, p. 33-52.

H.H. Biesterfeldt, « Galens Traktat "Dass die Kräfte der Seele..." in arabischer Uebersetzung », *Abhandlungen für die Kunde des Morgenlandes*, 40, 1973, p. 1-267.

J. Brunschwig, « The Cradle Argument in Epicureanism and Stoicism », dans M. Schofield et G. Striker (éd.), *The Norms of Nature. Studies in Hellenistic Ethics*, Cambridge, 1986, p. 113-144.

E. Chauvet, *La philosophie des médecins grecs*, Paris, 1886.

M. Daraki, « Les fonctions psychologiques du logos dans le Stoïcisme ancien », dans *Les Stoïciens et leur logique. Actes du Colloque de Chantilly 18-22 septembre 1976*, Paris, 1978, p. 87-119.

P. Donini, « Psicologia ed etica in Galeno e in Alessandro di Afrodisia : il problema del determinismo », dans P. Donini, *Tre Studi sull'aristotelismo nel II secolo d.C.*, Turin, 1974, p. 127-185.

M. Frede, « The Stoic Doctrine of the Affections of the Soul », dans J. Schofield et G. Striker (éd.), *The Norms of Nature. Studies in Hellenistic Ethics*, Cambridge, 1986, p. 93-110.

J. Hankinson, « Galen's Anatomy of the Soul », *Phronesis*, 36, 1991, p. 197-233 ; « Actions and Passions : Emotion, Affection and Moral Self-management in Galen's Philosophical Psychology », dans J. Brunschwig et M.C. Nussbaum (éd.), *Passion and Perception (Proceedings of the*

Fifth Symposion Hellenisticum), Cambridge, 1993, p. 184-232.

F. Hajal, « Galen's Ethical Psychotherapy : its Influence on a Medieval Near Eastern Physician », *Journal of the History of Medicine and Allied Sciences*, 38, 1983, p. 320-333.

P. Harkins et W. Riese, *Galen, On the Passions and Errors of the Soul*, Columbus (Ohio), 1963.

P. Lain Entralgo, *La curación por la palabra en la Antigüedad clásica*, Madrid, 1987 (2e éd.).

P. Manuli, « Galien et le Stoïcisme », *Revue de Métaphysique et de Morale*, 97, 1992, p. 365-375.

P. Manuli et M. Vegetti (éd.), *Le opere psicologiche di Galeno. Atti del terzo colloquio galenico internationale, Pavia, 10-12 settembre 1986*, Naples, 1988 (contributions de G.E.R. Lloyd, Ph. De Lacy, P. Donini, L. García Ballester, J. Pigeaud, P. Manuli, J. Kollesch, G. Strohmaier, M. Dols, V. Nutton).

M. Maroth, « Galen als Seelenheiler », dans J. Kollesch et D. Nickel (éd.), *Galen und das hellenistische Erbe. Verhandlungen des vierten internationalen Galen-Symposiums, Berlin, 18-20 September 1989*, Stuttgart, 1993, p. 63-77.

J.N. Mattock, « A Translation of the Arabic Epitome of Galen's Book *peri èthon* », dans S.M. Stern, A. Hourani et V. Brown (éd.), *Islamic Philosophy and the Classical Tradition*, Oxford, 1972, p. 235-260.

M. Menghi et M. Vegetti, *Galeno. Le passioni e gli errori dell'anima*, Venise, 1984.

P. Moraux, *Der Aristotelismus bei den Griechen, von Andronikos bis Alexander von Aphrodisias*, Berlin, 1984, (t. 2 : *Der Aristotelismus im I. und II Jh.*

N. Chr., ch. V : « Medizin und Philosophie : Galen von Pergamon », p. 687-813).

M. Nussbaum, « The Stoïcs on the Extirpation of the Passions », *Apeiron*, 20, 1987, p. 129-158.

J. Pigeaud, *La maladie de l'âme. Étude sur la relation du corps et de l'âme dans la tradition médico-philosophique antique*, Paris, 1981 ; *Folies et cures de la folie chez les médecins de l'antiquité gréco-romaine*, Paris, 1987.

W. Riese, « La pensée morale de Galien », *Revue Philosophique*, 153, 1963, p. 331-346.

S.M. Stern, « Some Fragments of Galen's *On Dispositions* in Arabic », *Classical Quarterly*, 50, 1956, p. 91-101.

R. Van Der Elst, *Galien : Traité des passions de l'âme et de ses erreurs*, Paris, 1914.

M. Vegetti, *Tra Edipo e Euclide*, Milan, 1983 ; « Anima e corpo », dans M. Vegetti (éd.), *Il sapere degli antichi*, Milan, 1985, p. 201-228 ; *L'etica degli antichi*, Milan, 1989 ; « I nervi dell'anima », dans J. Kollesch et D. Nickel (éd.), *Galen und das hellenistische Erbe. Verhandlungen des vierten internationalen Galen-Symposiums, Berlin, 18-20 September 1989*, Stuttgart, 1993, p. 145-155.

R. Walzer, « New Light on Galen's Moral Philosophy (from a Recently Discovered Arabic Source) », *Classical Quarterly*, 43, 1949, p. 82-96 ; « A Diatribe of Galen », *Harvard Theological Review*, 47, 1954, p. 243-254.

Index des passages cités

Aristote, *Histoire des animaux* : 97 sq.
Parties des animaux : 94 sq.

Eupolis, fragment 105 *(Poetae Comici Graeci,* t. V, éd. Kassel et Austin) : 29

Héraclite, DK B118 90

Hippocrate, *Airs, eaux, lieux* : 98 sq.
Épidémies : 102

Homère, *Odyssée* : 84

Platon, *Lois* : 104 sq., 106, 107 sq., 110
Timée : 86, 92, 93, 104, 109

Théognis, fragment 8 (éd. Young) : 85

Thucydide, *Histoires* : 91

Index des noms de personnes et d'écoles philosophiques

Académiciens : école philosophique 44, 66, 68.

Achille : héros homérique 13.

Agamemnon : héros homérique 13.

Ajax : héros homérique 13.

Andronicos (Ier siècle av. J.-C.) : philosophe qui recueillit et édita les écrits d'Aristote 87.

Antonios : personnage épicurien qui ne nous est connu que grâce à sa mention, ici même, par Galien 3, 4.

Aristide le Juste (Ve siècle av. J.-C.) : homme politique athénien, dont les qualités de justice et de bienveillance furent souvent opposées à celles de son rival Thémistocle 29.

Aristote (IVe siècle av. J.-C.) : philosophe 4, 81, 87, 88, 93, 94, 96, 97, 98.

Aspasios (fin du Ier siècle apr. J.-C.) : philosophe péripatéticien, commentateur d'Aristote 31.

Chrysippe (281/277-208/204 av. J.-C.) : l'un des

philosophes les plus importants de l'école stoïcienne, auteur notamment de plusieurs traités éthiques aujourd'hui perdus 4, 88, 114.

Cinyras : roi mythique de Chypre 38.

Clinias : interlocuteur des *Lois* de Platon 104.

Cyniques : école philosophique 52.

Diogène de Sinope (IVe siècle av. J.-C.) : fondateur de l'école cynique 12.

Diomède : héros homérique, compagnon d'armes d'Ulysse 13.

Épicuriens : école philosophique 31, 66, 73.

Ésope (VIe siècle av. J.-C.) : fabuliste 6, 47.

Euclide (IVe siècle av. J.-C.) : géomètre 44.

Eupolis (V-IVe siècle av. J.-C.) : contemporain d'Aristophane, et lui aussi auteur significatif de l'ancienne comédie attique 29.

Gaios (IIe siècle apr. J.-C.) : philosophe platonicien, maître d'Albinos, lui-même maître de Galien à Smyrne 31.

Hadrien (Ier siècle apr. J.-C.) : empereur romain 14.

Héraclès : héros 12, 13.

Héraclite (VI-Ve siècle av. J.-C.) : philosophe 90.

Hésiode (VIIe siècle av. J.-C.) : poète 64.

Hippocrate de Cos (V-IVe siècle av. J.-C.) : médecin 46, 89, 98, 101, 103.

Hippocrate d'Athènes : (Ve siècle av. J.-C.), neveu de Périclès, homme politique athénien 89.

Homère (VIIIe siècle av. J.-C.) : le poète 80, 84.

Lyncée : l'un des Argonautes, ayant également participé à la chasse du sanglier de Calydon. L'excellence de sa vision était devenue proverbiale dans l'Antiquité 65.

Mégillos : interlocuteur des *Lois* de Platon 104.

Mère de Galien 30, 31.

Midas : fondateur mythique de la lignée royale phrygienne 38.

Patrocle : héros homérique 13.

Père de Galien 14, 30, 31, 32, 33.

Péripatéticiens : école philosophique 66, 73.

Philopator (IIIe siècle av. J.-C.) : philosophe stoïcien auquel est attribuée une œuvre intitulée *De l'interprétation* 31.

Platon (IVe siècle av. J.-C.) : le philosophe 4, 6, 7, 17, 77, 79, 80, 81, 82, 83, 86, 87, 89, 91, 92, 93, 104, 105, 106, 107, 108, 109, 110, 111, 113.

Platoniciens : école philosophique 31, 66, 104, 107, 108.

Posidonius d'Apamée (135-51 av. J.-C.) : philosophe stoïcien sensible aux traditions aristotélicienne et platonicienne, auteur d'une œuvre considérable en sciences naturelles, théologie, esthétique, éthique, en grande partie perdue 114.

Pyrrhoniens : école philosophique 44.

Pythagore (VI-Ve siècle av. J.-C.) : philosophe 23, 77, 111.

Sappho (VIe siècle av. J.-C.) : la poétesse 80.

Sceptiques : école philosophique 66, 68.

Socrate (Ve siècle av. J.-C.) : philosophe 30, 111.

Stoïciens : école philosophique 31, 66, 73, 88, 111, 114.

Théognis (VIe siècle av. J.-C.) : poète élégiaque 85.

Thersite : personnage homérique fameux pour sa laideur, et seul à se rebeller contre les héros achéens 13.

Thucydide (Ve siècle av. J.-C.) : historien 91.

Xanthippe (Ve siècle av. J.-C.) : femme de Socrate 30.

Zénon de Citium (333/332-262) : philosophe fondateur de l'école stoïcienne 11, 12, 84.

INDEX DES NOTIONS

absurdité	ἀτοπία	54.
action	ἔργον	10, 17, 31, 33, 35, 40, 43, 57, 77, 79, 89, 90.
activité	ἐνέργεια	22, 23, 38, 45, 108, 109, 115.
adhésion hâtive	πρόπτωσις	69.
affection	πάθος	86, 89, 91, 92.
affluence	ἐπίρρυτον, τό	86.
ambitieux	φιλότιμος	29.
ambition	φιλοδοξία	cf. passion
âme	ψυχή	*passim*
concupiscible	ἐπιθυμητική	80, 87, 89, 103, 108.
espèce de l'â.	εἶδος ψ.	78, 80 sq.
irascible	θυμοειδής	16, 20, 21, 80, 87, 89, 103, 108.
nutritive	θρεπτικόν, τό	87, cf. aussi faculté, siège de l'âme, laideur, maladie.
partie de l'â.	μέρος ψ.	41, 43, 78, 80 sqq., 87, 89, 103, 108, 115.
raisonnante	λογιστική	41, 79 sqq., 83, 87, 103, 108, 115.
rationnelle	λογική	43.

végétative	φυτικόν, τό	87.
amour de l'argent	φιλοχρηματία	cf. passion
amour des chicanes	σμικρολογία	cf. passion
amour de la gloire	φιλοδοξία	cf. passion
amour des honneurs	φιλοτιμία	cf. passion
amour du pouvoir	φιλαρχία	cf. passion
amour de la querelle	φιλονεικία	cf. passion
amour-propre	φιλαυτία	cf. passion
analyse	ἀνάλυσις	58 sq.
animal	θηρίον	cf. bête sauvage
appât du gain	χρηματισμός	cf. passion
appétit	ὄρεξις	80.
apprivoiser	ἡμεροῦν	20 sq., 30.
architecte	ἀρχιτέκτων	71 sq., 74.
architecture	ἀρχιτεκτονία	31, 47, 50, 58, 66.
argument	λόγος	
faux	ψευδής	46, 52 sq., 64.
probable	ἐνδεχόμενος	54, 73.
vraisemblable	εἰκώς	73.
argumentation	λόγος	*passim*
arithmétique	ἀριθμητική	31 sq., 47, 50, 58, 66, 74, 109, cf. aussi théorème
artère	ἀρτηρία	102 sq.
assujettissement	ὑποταγή	41.
astronome	ἀστρονόμος	74.
astronomie	ἀστρονομία	31, 47, 50, 58, 66.
audace	θρασύτης	92.
aveuglement	τυφλότης	66.
bête sauvage	θηρίον	18, 20 sq., 80.
bienveillant	φιλάνθρωπος	30.
bile	χολή	
blonde	ξανθή	83.
noire	μέλαινα	83.
bilieux	χολώδης	100, cf. aussi humeur

bon sens	φρόνησις	32, 94, 104.
bonheur	εὐδαιμονία	30, 50 sqq., 57.
brutalité	θηριῶδες, τό	100.
cadran solaire	γνώμων	58 sq., cf. aussi théorème
calcul		cf. théorème
calmer	πραΰνειν	20.
caractère	ἦθος	21, 30, 77, 96 sqq., 102, 104, 107, 115.
dur	στρυφνόν	97.
emporté	θυμῶδες	95.
envieux	φθόνος	97.
impudent	ἀναιδές	98.
irrésolu	ἀβέβαιον	98.
mauvais	κακοήθεια	97.
moqueur	μωκόν	97.
mou	μαλακόν	97.
opiniâtre	ἰδιογνῶμον	101 sq.
railleur	εἶρον	97.
volontaire	αὐθαδές	101 sq.
cataracte	ὑπόχυσις	92.
catégorie	κατηγορία	78.
cause	αἰτία	
efficiente	ποιητική	78.
cavaliers	ἱππικοὶ ἄνδρες	21.
cerveau	ἐγκέφαλος	cf. siège de l'âme, tempérament
chagrin	λύπη	cf. passion
chaleur	θερμότης	cf. qualité
chassie	λήμη	92.
châtiment	κόλασις, τό κολάζειν	21.
chaud	θερμός	82, 85, 88, 95 sq., 100 sq., 105, 107, 108, 115, cf. aussi qualité, sang
clepsydre	κλεψύδρα	50, 61 sqq., 64.
coagulation	πῆξις	94.

cœur	καρδία	cf. siège de l'âme, tempérament
colère	θυμός	
	ὀργή	cf. passion
colère, être en	ὀργίζεσθαι	
	θυμοῦσθαι	*passim*
colère, se mettre en		cf. colère, être en
colérique	ὀργίλος	15, 30.
compréhension	κατάληψις	4, 39, 44, 57, 80.
conclusion	συμπέρασμα	53.
conduite	ἐπιτήδευμα	26, 52.
impudique	ἀσελγές	48.
vile	μοχθηρόν	48.
cône		cf. théorème
conformation	διάπλασις	96.
conjectures (faire des)	εἰκάζειν	3, 72.
certain	βεβαία	44.
faible	ἀσθενής	43 sq.
faux	ψευδής	43 sq.
précipité	προπετής	43 sq., 54, 68, 69 sq.
constitution	ἕξις	30, 92, 93.
furieuse	ἐμμανής	106.
mauvaise	μοχθηρά	93.
vicieuse	πονηρά	93.
contentement	εὐθυμία	115.
contrôle de soi	ἐγκράτεια	25 sq.
convoitise	πλεονεξία	cf. passion
corps	σῶμα	*passim*
homéomère	ὁμοιομερῆ	81, 90.
naturel	φυσικόν	81, 89.
organique	ὀργανικόν	81.
premiers	πρωτόγονα	81, cf. aussi tempérament
correction	ἐπανόρθωσις	3, 26.
corriger	νουθετεῖν	4, 6, 10, 17, 40.
corruption	διαστροφή	112.

courage	ἀνδρεία	32, 94.
crainte	φόβος	cf. passion
critère	κριτήριον	57 sqq.
débauche	λαγνεία	cf. passion
découragement	δυσθυμία	107.
délire	παραφροσύνη	83, 85, 91.
démence	μωρία	83.
démonstration	ἀπόδειξις	*passim*
géométrique	γραμμική	31, 74.
scientifique	ἐπιστημονική	44, 51.
dépravation	παρὰ φύσιν	
contre nature	αἰσχρουργία	cf. passion
déraison	ἄνοια	87.
déraisonnable	ἄνους	86.
désir	ἐπιθυμία	cf. passion
désir érotique	ἔρως	21.
diagnostic	διάγνωσις	3, 23, 26 sq., 43.
difficulté d'apprendre	δυσμάθεια	92.
digestion	πέψις	85.
discours	λόγος	*passim*
distribution des sucs	ἀνάδοσις	85.
divaguer	παραληρέω	90 sq.
docilité	εὐπείθεια	21 sq.
doctrine	δόγμα	28, 31, 38, 51, 53, 55, 56, 83, 88, 89, 103, 114.
douleur	ἄλγος	28, 34, 92, 113.
drogue	φαρμακον	84, 85 sq., 91, 115.
dureté	ἀμείλικτον, τό	100.
écrit	ὑπόμνημα	3, 21, 56, 57, 96, 99.
éducation	παιδεία παίδευσις	21, 30, 31, 38, 39, 48, 55, 93, 101, 105, 111.
effluence	ἀπόρρυτον, τό	86.
élan	ὁρμή	7, 48.
élément	στοιχεῖον	44, 88, 89, 95, 99.

embarras	ἀπορία	46, 68.
emporté	ὀξύθυμος	17, 95, 102 sq., 115.
emportement	θυμός ὀξυθυμία	cf passion
endurance	ταλαίπωρον, τό	99, 100.
énergie	εὔτονον, τό	99.
enfant	παιδίον	22, 28 sqq., 77 sq., 106, 108, 109, 112 sq., 115.
engourdi	τυφώδης	102.
enseignement	διδασκαλία	31, 40, 47, 98, 110, 111.
entraînement	ἄσκησις	41, 46.
envie		cf. passion
erreur	ἁμάρτημα σφάλμα	*passim*
esprit	νόησις διάνοια	68, 71.
avoir l'e. perspicace	ὀξύς τὴν δ.	55.
lourdeur de l'e.	ἀμβλύτης τῆ ςδ.	102.
pénétrant	γλαφυρά	94.
évidence du résultat	ἐναργῶς φαινόμενα	cf. phénomène
excitable	ἐκστατικός	95, 97.
exempt de colère	ἀόργητος	13, 18 sq., 30.
exercice	ἄσκησις	13, 17, 25 sq., 28, 41, 52, 55, 65, 66, 108, 111.
expérimenter	πεῖραν λαβεῖν	48, 50.
expérimenter longuement	βασανίζω	46, 51.
exposition (de l'argument)	ἔνδειξις	54.
faculté	δύναμις	58, 78 sqq., 88, 110, 113 sq.
acoustique	ἀκουστική	79.
concupiscible	ἐπιθυμητική	21 sq., 79, 103.

de l'âme	ἡ τοῦ	63, 77 sqq., 82, 85, 91, 93 sq., 96, 103, 105.
de l'âme irascible	ἡ τοῦ θυμοειδοῦς	21, 103.
du corps	σῶμα	87, 91.
gustative	γευστική	79.
innée	σύμφυτος	91.
irrationnelle	ἄλογος	20, 22, 43.
de l'odorat	ὀσφρητική	79.
raisonnante	λογιστική	22, 103, 106.
rationnelle	λογική	63, 65, 67.
tactile	ἁπτική	79.
visuelle	ὀπτική	79, 92.
faute	σφάλμα	19, 22, 47, 56, 70.
faux	ψευδής	cf. argument, consentement, opinion, jugement
fibre	ἶς	94 sq., cf. aussi sang
fièvre	πυρετὸς	82, 83, 88,
continue	συνεχής	24.
flatterie	κολακεία	8.
flatteur	κόλαξ	11.
foie	ἧπαρ	cf. siège de l'âme
folie	μανία	18.
irraisonnée	ἀλόγιστος	17, cf. aussi manie
fonction	ἐνέργεια	78, 81 sq., 85, 89, 97, 109, 110.
force irrationnelle		cf. faculté irrationnelle
forme	εἶδος	
	σχῆμα	*passim*
fou	μαινόμενος	13, 18, 84.
fougue	θυμοειδές, τό	99 sq.
frapper	πλήττειν	14 sq., 17 sq.
frapper du pied	λακτίζειν	13, 17 sq., 29.

froid	ψυχρός	24, 33, 82, 85, 88, 95 sq., 99 sqq., 105, 107, cf. aussi qualité, sang
froideur	ψυχρότης	cf. qualité
furieux	ἐμμανής	93, 107, cf. aussi constitution
génération	γένεσις	96.
géomètre	γεωμέτρης, γεωμετρικός	16, 44, 67, 74, cf. aussi démonstration
géométrie	γεωμετρία	31, 47, 50, 51, 66, 109.
gloire	δόξα	8, 32, 37 sq., 47, 80, cf. aussi passion
glouton	γαστρίμαργος	24.
gloutonnerie	γαστριμαργία	cf. passion
gourmand	λίχνος	24, 77.
gourmandise	λιχνεία	cf. passion
grammairien	γραμματικός	16, 47, 74.
guérison	ἴασις	27, 41.
habitude	συνήθεια ἐθισμός	25, 101, 115.
vile	μοχθηρός	9.
homme de bien	καλὸς κἀγαθός	6, 11, 17 sqq., 23, 26, 30, 39, 41, 115.
homme sensé	φρόνιμος ἄνθρωπος	5, 18.
homonymie	ὁμωνυμία	88.
honnête	χρηστός	15, 30, 115.
honneur	τιμή	8, 32, 33, 37 sq., 80, cf. aussi passion
honte	αἰσχύνη	20, 47.
horloge	ὡρολόγιον	58.
solaire	ἡλιακόν	50, 59 sqq.
humeur	χυμός	85, 91, 105, 115.
amère	πικρός	92.
bilieuse	χολώδης	92.

bon mélange des h.	εὐχυμία	110.
mauvais mélange des h.	κακοχυμία	34, 92, 110, cf. aussi nom des humeurs
humide	ὑγρός	79, 82, 85, 88, 93, 95, 101, 105, cf. aussi qualité
humidité	ὑγρότης	cf. qualité
hydrostatiques, instruments	ὑδροσκόπια	50.
ignorance	ἀμάθεια	54 sq., 62, 71.
imagination	φαντασία	83.
immobilité	ἀκινησία	91.
immortel	ἀθάνατος	81 sq., 86.
impudence	θράσος ἀναισχυντία	40, 47, 64.
incorporel	ἀσώματος	83, 89 sqq.
incurable	ἀνίατος	12, 23, 28, 39, 111.
indice	πίστις	59.
indisciplinés	ἀκόλαστοι	22, 25, 89.
indiscrétion	περιέργεια	23.
injurier	λοιδορεῖσθαι	13, 55.
insatiabilité	ἀπληστία	cf. passion
insensé	ἄφρων	18, 93.
insensibilité	ἀναισθησία	91.
insensibilité à la colère	ἀοργησία	23.
instruction	παίδευσις	48.
intelligence	σύνεσις διάνοια	*passim*
intelligence, doué de	συνετός	*passim*
intempérance	ἀκολασία ἀκρασία	cf. passion
irascible, partie	θυμοειδές, τό	cf. âme
irraisonné	ἀλόγιστος	18, 21, cf. aussi folie
ivrogne	οἰνόφλυξ	24.
ivrognerie	οἰνοφλυγία	cf. passion
jouissance	ἀπόλαυσις	22.

jugement	κρίσις	5, 47, 67.
faux	ψευδής	56.
incorrect	οὐκ ὀρθή	43.
juriste	νομικός	74.
juste	δίκαιος	29 sqq., 108.
justice	δικαιοσύνη	32, 110.
lâche	δειλός	29, 77, 105, 112.
lâcheté	δειλία	92.
laideur de l'âme	ψυχῆς αἶσχος	19.
léthargie	λήθαργος	83.
livre	βιβλίον	3 sq., 6 sq., 35, 73, 93, 96, 98 sq., 110.
loi	νόμος	39, 100 sq., 104, 106 sqq., 110.
maître	διδάσκαλος	29, 31, 51 sq., 77, 82, 112 sq.
maladie de l'âme	νόσημα ψυχῆς	19, 92 sq.
maniaque	μανικός	102 sq.
manie	μανία	91.
matière	ὕλη	34, 60, 81 sq., 88, 96.
méchanceté	πονηρία	28, 97, 112.
médecin	ἰατρός	16, 46, 67, 98.
mélancolie	μελαγχολία	83, 85, 91.
mélange		
bon	εὐκρασία	cf. tempérament
mémoire	μνήμη	29, 79, 80, 85, 106.
mémoire, perte de	ἐπιλησμοσύνη	83, 91.
mensonge	ψεῦδος	8, 70.
menteur	φιλοψευδής	30, 70.
méprise	πλάνη	46.
mesure	μέτρον	
	σύμμετρον, τό	7, 24, 34, 61, 106.
méthode	μέθοδος	49, 59, 61 sq., 64 sqq.
analytique	ἀναλυτική	58, 61, 64.
démonstrative	ἀποδεικτική	45 sqq., 48, 50 sq.

modéré	ἐγκρατής	
	σώφρων	25, 32.
mordre	δάκνειν	13, 18.
morosité	δυσκολία	92.
mortel	θνητός	82, 87.
musicien	μουσικός	74.
nature	φύσις	*passim*
nonchalance	ῥᾳθυμία	9.
nonchalant	ῥᾴθυμος	29.
nourriture	τροφή	24, 34, 86, 96, 101, 105 sq., 109 sq., 112.
nutrition	θρέψις	85.
objet/sujet (de recherche)	πρᾶγμα	50, 55, 57, 64 sq., 66, 68, 72 sq.
œil	ὀφθαλμός	14 sq., 97.
opinion	δόξα	*passim*
fausse	ψευδής	4, 7, 54, 115.
vile	μοχθηρά	44, 56.
orateur	ῥήτωρ	cf. rhéteur
oubli	λήθη	91, 92, 106.
partie	μόριον	
homéomère	ὁμοιομερές	89.
organique	ὀργανικόν	96.
passion	πάθος	
ambition	φιλοδοξία	29, 46.
amour de l'argent	φιλοχρηματία	38 sqq., 51.
amour des chicanes	σμικρολογία	39.
amour de la gloire	φιλοδοξία	27, 38 sq., 40, 51.
amour des honneurs	φιλοτιμία	38 sq., 51.
amour du pouvoir	φιλαρχία	27, 38 sq.
amour-propre	φιλαυτία	46, 51.
amour de la querelle	φιλονεικία	27, 38.
appât du gain	χρηματισμός	51.

chagrin	λύπη	7, 19, 27 sqq., 31 sqq., 36 sqq., 40, 84, 93.
colère	ὀργή	4, 7, 13 sqq., 17, 19, 84, cf. aussi exempt, insensibilité
convoitise	πλεονεξία	36, 39, 70.
crainte	φόβος	7, 11, 19, 29, 95, 111.
débauche	λαγνεία	23.
dépravation contre nature	παρὰ φύσιν αἰσχρουργία	23.
désir	ἐπιθυμία	7, 19.
emportement	θυμός	7, 13, 16, 17, 19, 21, 22, 23, 25, 29, 95, 115.
envie		7, 27.
gloutonnerie	γαστριμαργία	21, 23.
gourmandise	λιχνεία	21, 23 sq., 29, 33 sq., 36, 38.
insatiabilité	ἀπληστία	24, 27, 36.
intempérance	ἀκολασία ἀκρασία	93.
ivrognerie	οἰνοφλυγία	21, 23.
plaisir	ἡδονή	21, 23, 24, 25, 31, 45, 54, 93, 113 sq.
plaisir, recherche du	φιληδονία	54.
plaisirs de l'amour	ἀφροδίσια	39, 80, 93.
présomption	δοξοσοφία	46, 51, 55, 62, 67, 70, 72.
vanité	ἀλαζονεία	46, 51, 65, 73.
pédagogue	παιδαγωγός	11, 12, 24, 39, 112 sq.
pensée	γνώμη	93, 96, 101.
phénomènes évidents	ἐναργῶς φαινόμενα	49 sq., 68, 70, 112, 115.

philosophe	φιλόσοφος	10, 21, 31, 32, 45, 55, 58, 64, 67, 71 sq., 73 sq., 77 sq., 93, 98, 110, 112 sq., 116.
phlegmatique	φλεγματίας	100.
phlegme	φλέγμα	83.
acide	ὀξύ	92.
salé	ἁλυκόν	92.
phrénésie	φρενῖτις	91 sq.
physiognomonique	φυσιογνωμονικός	96 sq., 102.
plaisir	ἡδονή	cf. passion
plaisir, recherche du	φιληδονία	cf. passion
plaisirs de l'amour	ἀφροδίσια	cf. passion
pneumatiques, engins	πνευματικά μηχανήματα	50.
pouls	σφυγμός	103.
précipitation	προπέτεια	68 sqq.
précipité	προπετής	45 sq., 57, 63 sq., 68, 71, 73, 109, cf. aussi consentement
prémisse	λῆμμα	53 sq.
présomption	δοξοσοφία	cf. passion
preuve	πίστις τεκμήριον	25, 41, 48 sqq., 53, 63 sqq., 71, 73 sq., 86, 91.
principe	δόγμα ἀρχή	14, 17, 29 sq., 43, 56, 71, 77, 80 sq., 112.
problème	πρόβλημα	48 sq., 51, 57 sqq., 60, 62 sqq., 72 sq., 96.
production du sang	αἱμάτωσις	85.
proportion, bonne	συμμετρία	88, 90, 92, 107.
pudeur	αἰδώς	9, 66.

qualité	ποιότης	81 sqq., 91.
chaleur	θερμότης, τὸ θερμόν	81 sq., 89, 95 sq., 99, 103, 105, 107, 115.
froideur	ψυχρότης, τὸ ψυχρόν	81 sq., 90, 94, 99, 103, 105, 107.
humidité	ὑγρότης, τὸ ὑγρὸν	79, 81 sq., 86 sq., 94 sq., 99.
sécheresse	ξηρότης, τὸ ξηρόν	81 sqq., 87, 90, 99.
raison, absence de	ἄνοια	cf. déraison
réflexion, capacité de	διάνοια	53.
régime	δίαιτα	86, 109, 115.
région	χώρα	99 sqq., 103, 106, cf. aussi tempérament
régression à l'infini	ἔκπτωσις εἰς τὸ ἄπειρον	57.
rhéteur, orateur	ῥήτωρ	16, 47, 74.
sagacité	ἀγχίνοια	115.
sagesse	σοφία	10, 52, 63, 65.
sang	αἷμα	15, 82, 83, 93 sqq.
chaud	θερμόν	94.
épais	παχύ	94 sqq.
fibreux	ἰνῶδες	95.
froid	ψυχρόν	94 sqq.
pur	καθαρόν	94 sqq.
subtil	λεπτόν	94 sqq.
trouble	θολερόν	96, cf. aussi production du sang
sanguin	αἱματώδης	107.
santé	ὑγιεία	33 sqq.
bonne	εὐεξία	12 sq., 19, 35, 63, 104.
mauvaise	καχεξία	12.
sauvagerie	ἄγριον, τό	100, 102.
science	ἐπιστήμη	31, 44, 47.

sciences	μαθήματα	51, 54, 65, 67, 80, 109, 115.
fondamentales	πρῶτα	51 sq., 65.
scientifiquement	ἐπιστημονικῶς	72, cf. aussi démonstration.
se suffire à soi-même	αὐτάρκεια	37 sq.
se tromper	σφάλλω	4 sq., 12, 23, 45, 56, 66, 68 sq., 108, cf. aussi tromper.
sec	ξηρός	82, 85, 88, 90, 101, cf. aussi qualité
sécheresse	ξηρότης	cf. qualité
secte	αἵρεσις	32, 46, 56, 67, 114.
sensation, sens	αἴσθησις	68, 69, 71, 72, 79, 81, 94, 96.
sensé	ἔμφρων	32, 86, 94, 104.
sensibles, objets	αἰσθητά	79.
sensoriel, organe	αἰσθητήριον	79.
sérénité	ἀοχλησία	45, 56.
siège de l'âme	τόπος τῆς ψυχῆς	92.
cerveau	ἐγκέφαλος	79, 81, 105.
cœur	καρδία	81, 105.
foie	ἧπαρ	81, 105.
similitude	ὁμοιότης	46, 52 sq., 64.
sincère	φιλαλήθης	8, 10 sq., 30.
solution	λύσις	49 sq., 53, 59, 62 sqq.
sophisme	σόφισμα	53 sq.
souffle	πνεῦμα	88, 105.
sphères		cf. théorème
stupidité	μωρολογία	72, 98.
substance	οὐσία	*passim*
supposition	ὑπόληψις	56.
surveillant	ἐπόπτης	26, 39 sq.
syllogisme, règles du	συλλογιστικόν	54.
symptôme	σύμπτωμα	34.
synthèse	σύνθεσις	58 sq.

témérité	τόλμα	47, 52.
témoignage	βάσανος	50.
tempérament	κρᾶσις	81 sq., 85, 88 sqq., 93, 96 sq., 103 sqq., 109 sq., 115.
bon tempérament	εὐκρασία	77, 104, cf. aussi mélange.
de la région	χώρας	102.
des saisons	ὡρέων	99, 102 sq.
du cerveau	ἐγκεφάλου	82.
du corps	σώματος	77, 83, 85, 87, 89 sq., 96 sq., 103, 107, 110, 115.
du cœur	καρδίας	87, 95.
du foie	ἥπατος	87.
tempérance	σωφροσύνη	24 sqq., 32.
terreux	γεώδης	94 sq.
théorème	θεώρημα	63 sq.
d'arithmétique	ἀριθμητικόν	45.
de calcul	λογιστικόν	45.
sur les cadrans solaires	γνωμονικά	44.
sur les cônes	κωνικά	44.
sur les sphères	σφαιρικά	44.
théorie	θεωρία	65, 98.
analytique	ἀναλυτική	63.
des lignes	γραμμική	58, 63.
logique	λογική	45, 52.
dialectique	διαλεκτική	112.
naturelle	φυσική	112.
traitement	θεραπεία	27, 41, 43, 55.
tristesse	ἀνία	84, 107.
tromper, se laisser	σφάλλομαι	46, cf. aussi se tromper.
tumeur	σκίρρος	55.
vanité	ἀλαζονεία	cf. passion
vaniteux	ἀλαζών	51, 63.
veine	φλέψ	34, 102, 105.

verbosité	ἀδολεσχία	98.
vérité	ἀλήθεια	6, 9, 11 sq., 19, 28, 32 sq., 41, 47 sq., 50 sqq., 54, 57, 60, 64 sqq., 69, 74, 80, 103, 112, 114.
vertu	ἀρετή	26, 32, 37, 40, 43, 45, 52, 64, 106, 109 sqq.
vice	κακία	8, 26, 40, 43, 47, 109, 111, 113 sq.
vieillard	πρεσβύτης	12, 23, 27, 44, 54 sq., 91, 107.
virilité	ἀνδρεῖον, τό	99 sq.
viscères	σπλάγχνα	81.

TABLE DES MATIÈRES

Préface de Jean Starobinski .... VII à XXVI

Introduction XXVII

Note liminaire LIII

Les passions et les erreurs de l'âme 1

Du diagnostic et du traitement des passions propres de l'âme de chacun 3

Du diagnostic et du traitement des erreurs de l'âme de chacun 43

Les facultés de l'âme suivent les tempéraments du corps 75

Notes 117

Bibliographie sélective 129

Index des passages cités 133

Index des noms de personnes et d'écoles philosophiques 135

Index des notions 139

LA ROUE À LIVRES

PARUS

AGATHIAS
Guerres et malheurs du temps sous Justinien

ALAIN DE LILLE
La plainte de la nature (*De Planctu Naturae*)

LEON BATTISTA ALBERTI
De la famille

ALCIPHRON
Lettres de pêcheurs, de paysans, de parasites et d'hétaïres

ALEXANDRE LE GRAND ET LES BRAHMANES
PALLADIOS D'HÉLÉNOPOLIS, Les Mœurs des brahmanes de l'Inde
suivi de Correspondance d'Alexandre et de Dindime (Anonyme)

APPIEN
Les guerres civiles à Rome (Livre I. Marius et Sylla)
Les guerres civiles à Rome (Livre II. César et Pompée)
Les guerres civiles à Rome (Livre III. Antoine et Octave)
Les guerres civiles à Rome (Livre IV)
Les guerres civiles à Rome (Livre V)

ARRIEN
L'Art tactique. Histoire de la succession d'Alexandre

ARRIEN & OPPIEN D'APAMÉE
Art de la chasse. Cynégétiques.
ARRIEN, Cynégétique *suivi de* OPPIEN D'APAMÉE, Cynégétique

BARTOLE DE SASSOFERRATO
Traités :
Sur les guelfes et les gibelins - Sur le gouvernement de la cité - Sur le tyran

BÈDE LE VÉNÉRABLE
Histoire ecclésiastique du peuple anglais (Tome I. Conquête et conversion)
Histoire ecclésiastique du peuple anglais (Tome II. Miracles et missions)

BOÈCE
La consolation de philosophie

CALLISTHÈNE (Pseudo-)
Le roman d'Alexandre. La vie et les hauts faits d'Alexandre de Macédoine

LA CHANSON DE ROLAND

CHRONIQUE DE MORÉE

CICÉRON
De la divination
La nature des dieux

CONSTANTIN LE GRAND
Lettres et discours

CTÉSIAS
Histoires de l'Orient

DENYS D'HALICARNASSE
Les origines de Rome (Les antiquités romaines. Livres I et II)

DIODORE DE SICILE
Naissance des dieux et des hommes (Bibliothèque historique. Livres I et II)
Mythologie des Grecs (Bibliothèque historique. Livre IV)

DION CASSIUS
Histoire romaine (Livres 40-41. César et Pompée)
Histoire romaine (Livres 57-59. Tibère et Caligula)

DION DE PRUSE
Ilion n'a pas été prise. Discours « troyen » 11

LE DOSSIER SAINT LÉGER

ÉLIEN
Histoire variée
La personnalité des animaux (Tome I. Livres I à IX)
La personnalité des animaux (Tome II. Livres X à XVII et index)

ESQUISSE DE LA KABBALE CHRÉTIENNE

EUMATHIOS
Les amours homonymes

EUSÈBE DE CÉSARÉE
Chronique I

GALIEN
L'âme et ses passions

GEOFFROY DE MONMOUTH
Histoire des rois de Bretagne

GEORGES ACROPOLITÈS
Chronique du XIIIe siècle. L'empire grec de Nicée

GERVAIS DE TILBURY
Le livre des Merveilles. Divertissement pour un Empereur (3e partie)

HÉRODIEN
Histoire des empereurs romains de Marc Aurèle à Gordien III
(180 ap. J.-C. - 238 ap. J.-C.)

HÉROS, MAGICIENS ET SAGES OUBLIÉS DE L'ÉGYPTE ANCIENNE
Une anthologie de la littérature en égyptien démotique

HIÉROCLÈS D'ALEXANDRIE
Commentaire sur les *Vers d'or* des Pythagoriciens. Traité sur la Providence

JACOPONE DA TODI
Laudes

JAMBLIQUE
Vie de Pythagore

JEAN CHRYSOSTOME & JEAN DAMASCÈNE
Figures de l'évêque idéal

JORDANÈS
Histoire des Goths

LES JUIFS PRÉSENTÉS AUX CHRÉTIENS
Textes de Léon de Modène et de Richard Simon

JULIUS VICTOR, *L'Art rhétorique* ~ PSEUDO-AUGUSTIN, *Sur la rhétorique*

DIEGO DE LANDA
Relation des choses du Yucatán (1566)
suivi de DIEGO LÓPEZ DE COGOLLUDO, Histoire du Yucatán (1660)

LETTRES POUR TOUTES CIRCONSTANCES
Les traités épistolaires du Pseudo-Libanios
et du Pseudo-Démétrios de Phalère

LUCIEN
Comment écrire l'Histoire

MACROBE
Les saturnales (Livres I-III)

JEAN DE MANDEVILLE
Voyage autour de la Terre

NICOLAS MARTONI & OGIER D'ANGLURE
Vers Jérusalem. Itinéraires croisés au XIVe siècle

MAXIME DE TYR
Choix de conférences. Religion et philosophie

MAXIMIEN
Élégies, *suivies de l'*Appendix Maximiani
et de l'Épithalame pour Maximus *d'ENNODE DE PAVIE*

JÉRÔME MÜNZER
Voyage en Espagne et au Portugal (1494-1495)

NAISSANCE DE LA BIBLE
PSEUDO-ARISTÉE, Lettre d'Aristée à Philocrate
suivi de ÉPIPHANE DE SALAMINE, Traité des poids et mesures
et de Témoignages antiques et médiévaux

LE NOUVEAU MONDE
Récits de Amerigo Vespucci, Christophe Colomb, Pierre Martyr d'Anghiera

OVIDE
Les fastes

PHILOSTRATE
La Galerie de tableaux
Vie d'Apollonios de Tyane
Vies des sophistes. Lettres érotiques

LE POGGE
Un vieux doit-il se marier ?

PROCOPE DE CÉSARÉE
Histoire des Goths (2 volumes sous coffret)
Histoire secrète
La Guerre contre les Vandales (Guerres de Justinien, Livres III et IV)
Les Guerres contre les Perses (Guerres de Justinien, Livres I et II)

LE ROMAN D'YSENGRIN

ROMANS DE CHEVALERIE DU MOYEN ÂGE GREC

SATIRES ET PARODIES DU MOYEN ÂGE GREC

SENTENCES DE MÉNANDRE

JUAN GINÉS DE SEPÚLVEDA
Démocratès. Second Dialogue. Sur les justes causes de guerre

SEXTUS EMPIRICUS
Contre les logiciens

TOUT EST BIEN QUI FINIT BIEN
(comédie anonyme de la fin du XVIIIe siècle, traduite du yiddish amstellodamois)

LORENZO VALLA
La donation de Constantin

VIE D'ABERCIUS. VIE DE POLYCARPE
Deux biographies légendaires d'évêques du IIe siècle

VIE D'ÉSOPE
Livre du philosophe Xanthos et de son esclave Ésope.
Du mode de vie d'Ésope

XÉNOPHON
Constitution des Lacédémoniens – Agésilas – Hiéron
suivi de PSEUDO-XÉNOPHON, Constitution des Athéniens

JOSEPH BEN MÉÏR IBN ZABARA
Le Livre des Délices. *Sefer Cha'Achouïm*

Documents

Alexandre le Grand. Les risques du pouvoir

La Babylonie hellénistique

Chroniques mésopotamiennes (1993, nouv. éd. 2022)

Les cités de l'Occident romain

Conquérants & chroniqueurs espagnols en pays maya (1517-1697)
I. Découvertes

Conquérants & chroniqueurs espagnols en pays maya (1517-1697)
II. Conquêtes

Les cultes isiaques dans le monde gréco-romain

Éloges grecs de Rome

Histoire du droit pénal romain de Romulus à Justinien

Inscriptions historiques grecques

La Psychiatrie à Rome

Récits inédits sur la guerre de Troie

Le Vote populaire à Rome

JEAN GOBI
Dialogue avec un fantôme

LIBANIOS
Lettres aux hommes de son temps

Corpus aristotélicien

Du ciel

Problèmes mécaniques - Des lignes insécables

Des couleurs - Des sons - Du souffle

Du monde - Positions et dénominations des vents - Des plantes

Ce volume,
le vingt-sixième
de la collection « La Roue à Livres »
publié aux Éditions Les Belles Lettres,
a été achevé d'imprimer
en janvier 2024
sur les presses
de La Manufacture Imprimeur
52202 Langres Cedex, France

N° d'édition : 10866
N° d'impression : 240007/1
Dépôt légal : janvier 2024